beck sche reihe

bsr

Sport macht schlank. Joggen ruiniert die Gelenke. Der Stepper macht einen großen Po. Hausarbeit macht fit. Muskeln kann man auch mühelos im Schlaf bilden. Fast jeder hat zu den Themen Sport und Fitness irgendeinen Tipp oder weiß, wie es besser geht. Dass diese Weisheiten oft nur scheinbare und zudem längst veraltet oder überholt sind, fällt den wenigsten auf. Allerdings machen viele dieser scheinbaren Weisheiten nicht unbedingt fitter, sondern können im schlimmsten Fall sogar der Gesundheit schaden.

In diesem Buch lernen Leserinnen und Leser die häufigsten Fitness-Irrtümer kennen und erhalten außerdem viele ergänzende Erläuterungen und Tipps. Der Text ist medizinisch fundiert und trotzdem für jeden verständlich. Es ist ein Buch für (fast) alle Sportler.

Dr. med. Michael Prang, bekannt geworden als «Morning Doc» beim Fernsehsender SAT.1, ist Arzt, freier Medizinjournalist und Autor mehrerer Buchveröffentlichungen zu Gesundheitsthemen. Heute betreibt er unter anderem eine Agentur für Gesundheitskommunikation. Bei C.H.Beck ist von ihm erschienen: *Vegetarier leben länger. Die 101 größten Gesundheitsirrtümer* ([3]2011).

Dr. med. Michael Prang

Die 77 größten Fitness-Irrtümer

Verlag C.H.Beck

Sämtliche Informationen in diesem Buch wurden nach bestem Wissen und, wo es möglich war, nach dem aktuellen Stand der Wissenschaft gegeben. Autor und Verlag übernehmen, auch im Hinblick auf Druckfehler und fachliche Fehler, keine Gewähr. Nur ein Arzt oder eine Ärztin vor Ort kann im einzelnen Fall eine Diagnose stellen, über eine Therapie entscheiden und einen Patienten individuell beraten. Zusätzlich sollte man sich vor jeder Medikation anhand des Beipackzettels über das Präparat informieren.

Originalausgabe

Satz, Druck u. Bindung: Druckerei C.H.Beck, Nördlingen
Umschlagentwurf: malsyteufel, Willich
Umschlagabbildung: © rosym/shutterstock/RJMC/shutterstock
Printed in Germany
ISBN 978 3 406 62219 9

www.beck.de

Inhalt

Vorwort

Liebe Leserin, lieber Leser,
Problemzonen der Figur lassen sich gezielt wegtrainieren. Nordic Walking schont die Gelenke. Und Sport ist das beste Mittel gegen Cellulitis. Aber stimmt das alles wirklich? Leider nein. Die Liste scheinbarer Tipps und Weisheiten rund um das Thema Sport und Fitness ist lang und wird – in einer Zeit, in der schnelle, einfache Lösungen für jedes Alltagsproblem oft nur allzu bereitwillig akzeptiert werden – immer länger. Manche dieser Lösungen sind sportlich gesehen weder effektiv noch effizient und damit schlichtweg Unsinn, andere sind eher lustig. Doch einige dieser scheinbaren Lösungen können auch der Gesundheit schaden.

In diesem Buch erfahren Sie, liebe Leserinnen und Leser, die Wahrheit über die häufigsten Fitness-Irrtümer aller Zeiten. Damit Sie anschließend nicht nur besser, sondern auch gesünder Sport treiben und Ihre Lebensqualität wirklich verbessern können, finden Sie an den geeigneten Stellen außerdem viele weiter gehende Erläuterungen und Tipps.

Ich wünsche Ihnen viel Freude mit diesem Buch. Und sollten Ihnen auf dem Sportplatz oder in einem Fitnessstudio weitere fragliche Fitnessweisheiten begegnen, dann schreiben Sie mir doch eine E-Mail. Ich freue mich über jeden aufgeklärten Unsinn.

Ihr Dr. med. Michael Prang
irrtuemer@michaelprang.de

1. Muskelkater ist der Beweis für optimales Training

Nein, leider ist das nicht so. Es ist sogar genau umgekehrt: Muskelkater ist der schmerzhafte Beweis dafür, dass man es mit dem Training stark übertrieben hat. Typischerweise bekommen deshalb gerade Untrainierte öfter einen Muskelkater als Trainierte. Bei Untrainierten ist bei körperlicher Belastung die Koordination zwischen Muskeln und Nerven einfach noch nicht optimal. Vor allem viele schnelle Stoppbewegungen, wie sie bei Ballspielen wie Tennis und Squash typisch sind, setzen den untrainierten Muskelzellen gehörig zu.

Zum Trost muss allerdings gesagt werden, dass auch viele Leistungssportler und selbst Profisportler nicht ihr ganzes Sportlerleben vom Muskelkater verschont bleiben. Zumindest dann nicht, wenn sie ausnahmsweise mal völlig ungewohnte Belastungen eingehen. Denn ganz gleich, ob Hobbysportler oder Profiathlet: Immer wenn ein Muskel etwas tun soll, was er nicht gewohnt ist, macht er mit einem Muskelkater auf sich aufmerksam, um von seinem Besitzer ‹Schonung› einzufordern. Und das sehr nachhaltig: Ein Muskelkater kann bis zu fünf Tage anhalten.

Die kleinen Muskelfaserrisse heilen ohne bleibende Schäden Der Muskelkater selbst entsteht, wenn es wegen der ungewohnten Belastung in den Muskelfasern zu sogenannten Mikrotraumata gekommen ist. Diese winzig kleinen Risse bilden sich durch die Überdehnung der Fasern. Und sie sind auch die Ursache des eigentlichen Schmerzes. Zum Glück heilen die Miniverletzungen aber innerhalb weniger Tage ohne bleibende Schäden aus.

Die Geschichte von der Milchsäure ist ein Märchen Mit dem berühmten Überschuss an Milchsäure (Laktat) hat Muskelkater also nichts zu tun – auch wenn das hier und da noch zu hören oder zu lesen ist. Gegen diese veraltete Theorie spricht schon, dass die Milchsäure nur wenige Stunden nach dem Sport vom

Körper komplett abgebaut worden ist. Der Muskelkater macht sich aber erst mehrere Stunden nach dem Sport bemerkbar und hält darüber hinaus viel länger an. Es wäre also schon aus diesem Grund falsch, gegen einen Muskelkater anzutrainieren, um den Körper das Laktat schneller abbauen zu lassen.

Was hilft wirklich gegen Muskelkater? Wie für jede Verletzung gilt natürlich auch für den Muskelkater: Das verletzte Muskelgewebe sollte ausreichend Zeit erhalten, sich zu erholen. Das bedeutet jedoch nicht, dass in dieser Erholungsphase Bewegung, leichte Gymnastik oder lockerer Sport verboten wären. All dies erhöht grundsätzlich die Durchblutung in den Muskeln und fördert damit die Reparaturgeschwindigkeit bei den Miniverletzungen. Natürlich sollte man in der Erholungsphase nicht gerade den Sport machen, der zum Muskelkater geführt hat.

Können Kälte, Wärme und Rosmarin helfen? Gegen die Schmerzen bei einem Muskelkater hilft es, mehrmals täglich für etwa eine Viertelstunde Eispackungen – bitte auf keinen Fall unverpacktes Eis verwenden! – auf die schmerzenden Stellen zu legen. Allerdings ist das nur die Akuthilfe und einzig gegen den Schmerz gerichtet. Die Heilung der Mikrotraumata in den Muskelfasern wird dadurch nicht gefördert.

Stattdessen, so ist ebenfalls häufig zu lesen, sollen ein warmes Bad mit Rosmarin, ein Besuch in der Sauna oder eine Streichmassage die Blutgefäße erweitern und dadurch die Heilung der feinen Muskelfaserrisse fördern. Für die Wirksamkeit dieser Tipps gibt es jedoch keinerlei wissenschaftliche Belege, und so kommt es wohl auf einen individuellen Versuch an: Wenn es hilft, ist es gut – wenn nicht, dann muss man daran auch nicht unbedingt festhalten.

Auch über Anti-Muskelkater-Salben streiten sich die Experten. Die meist wärmeerzeugenden Salben sollen die Temperatur in den schmerzenden Muskelregionen erhöhen. Allerdings dringt die Wärme aus der Tube leider meist nur bis in die oberflächlichen Hautschichten vor, sodass beim Muskel selbst nichts davon ankommt. Zumindest aber werden die unterhalb der Haut liegenden Blutgefäße erweitert, und auch das fördert – theoretisch – die Heilung.

Liegt vielleicht doch ein Muskelfaserriss vor? Was also tun bei einem besonders heftigen Muskelkater? Keine Frage, zur Not kann auch eine Schmerztablette, zum Beispiel mit dem rezeptfreien Wirkstoff Paracetamol, eingenommen werden. Wenn die Schmerzen allerdings sehr stark sind, stellt sich die Frage, ob nur ein Muskelkater vorliegt oder ob doch eine Muskelfaser gerissen ist. Bei einem solchen Verdacht kommt man um einen Arztbesuch nicht herum. Hier wäre man jedoch auf jeden Fall an der richtigen Stelle: Bei einem besonders heftigen Muskelkater kann der Arzt zum Beispiel mit den Mitteln der Neuraltherapie, also kleinen Injektionen winziger Mengen Betäubungsmittel unter die Haut, die akuten Schmerzen meist recht gut lindern.

So wenden Sie Eis bei Sportverletzungen richtig an

Im engeren Sinne ist auch der Muskelkater eine Sportverletzung. Und zum Kühlen bei Sportverletzungen eignet sich zwar Eis am besten (siehe oben), im Notfall erfüllt aber auch kaltes Wasser den Zweck. Medizinischer Alkohol, im Verhältnis von etwa 1:5 zugefügt, verstärkt diesen Kühleffekt noch.

Wer die entsprechenden Mittel zur Hand hat, sollte jedoch einen Schwamm in Eiswasser – um 0°C, bestehend aus etwa drei Liter Wasser und circa 30 Eiswürfeln – tauchen, auf die schmerzende Stelle legen und mit elastischen Bandagen breitflächig die verletzte Region umwickeln. Rund alle 15 Minuten sollte der Verband für fünf Minuten gelockert und aufgefrischt werden. Insgesamt wiederholt man diese Prozedur viermal.

Und falls kein Verband zur Hand ist: Die Alternative zum Improvisieren hat man fast immer dabei! Man nehme einfach einen Socken, fülle ihn mit Eiswürfeln aus dem Gefrierfach oder der Kühlbox und zerschlage das Eis im Socken auf dem Boden, bis ein Brei entstanden ist. Die weiche Masse im Socken lässt sich nun der verletzten Region bequem anmodellieren. Achtung: Eis darf nie direkt auf die nackte Haut gelegt werden, da sonst Kälteschäden im Gewebe entstehen können.

2. Sportdrinks sind besser als Mineralwasser

Nein, das behaupten höchstens die Hersteller solcher Getränke. In Wirklichkeit aber bieten Sportdrinks, Fitnessdrinks, Isodrinks und wie auch immer diese Getränke aus Marketinggründen genannt werden, für Otto-Normalsportler keine Vorteile gegenüber etwa gewöhnlichem Wasser. Die Gründe dafür lassen sich leicht nachvollziehen.

Stoffe, die man als Sportler nicht unbedingt braucht Die meisten der Sportdrinks sind, bei Licht betrachtet, gewöhnliche Limonaden, die je nach den Ergebnissen der Marktforschung mit Kochsalz, Magnesiumcarbonat, Kaliumphosphat, Taurin, verzweigtkettigen Aminosäuren oder anderen Zusatzstoffen angereichert sind. Da stellt sich natürlich die Frage, ob der Körper eines Freizeitsportlers so etwas wirklich braucht.

Die Antwort ist ein klares ‹Nein›. Spezielle Getränke sind für Freizeitsportler grundsätzlich unnötig. Weder erleiden sie auf der halbstündigen Runde um den Stadtparksee einen Mangel an Magnesiumcarbonat – weil es diesen Stoff in reichlicher Menge zum Beispiel im Trinkwasser gibt. Noch brauchen sie, wenn sie sich normal ernähren und deshalb unter anderem auch Wurst und Käse zu ihren Nahrungsmitteln zählen, eine Extraportion Phosphat. Auch die Vorstellung, Kalium und Magnesium würden Muskelkrämpfen vorbeugen, ist mehr Hoffnung als wissenschaftlich belegter Fakt. Und dass der Zucker in manchen dieser Drinks die Energiereserven des Körpers besonders schnell aufstocken soll, macht das Thema Sportdrinks endgültig zum Witz. Denn spätestens dann wäre der Energiekick aus der Flasche kontraproduktiv – zumindest für Menschen, die mit dem Sport eigentlich ein paar überflüssige Kilos abspecken wollen. Es reichen ja nur wenige Schlucke, und die halbe Stunde Sport war umsonst, weil die gerade mühsam losgewordenen Kalorien gleich wieder drin sind.

Gegen Sportdrinks gibt es grundsätzlich keine gesundheitlichen Bedenken Zur Ehrenrettung der Sportdrinks muss allerdings gesagt werden, dass es gegen sie grundsätzlich keine gesundheitlichen Bedenken gibt. Und wer sich zu den Leistungssportlern zählt, kann je nach Trainingsintensität tatsächlich einen zusätzlichen Bedarf an Mineralstoffen haben, für den sich der eine oder andere speziell zurechtgemixte Sportdrink dann tatsächlich eignen könnte. Wer jedoch als Freizeitsportler während oder nach dem Sport etwas trinken möchte, ist mit Wasser oder auch Apfelsaftschorle bestens bedient.

Welches Wasser hätten Sie denn gern?

Wer Sport macht, schwitzt und muss deshalb viel trinken. Nur was? Cola, Limonade und reiner Fruchtsaft enthalten viel zu viel kalorienträchtigen Zucker und würden daher noch dazu müde machen. Gute Sportgetränke sind deshalb nicht irgendwelche Modegetränke, sondern reines Wasser oder Fruchtsaftschorlen. Denn diese Getränke können am ehesten das, was ein Sportgetränk können sollte: schnell in den Kreislauf gelangen, ausgeschwitzte Mineralsalze ersetzen und sehr schnell ‹neue Energie› liefern. Mischen Sie für eine Fruchtsaftschorle zum Beispiel normalen Fruchtsaft mit einem natriumreichen Mineralwasser eins zu eins. Damit haben Sie dann alles zusammen: Wasser, Mineralsalze und ein paar Kohlenhydrate als Energielieferant.

Apropos Mineralwasser: In Deutschland gibt es über 500 amtlich anerkannte Mineralwasser-Quellen, hinzu kommen etliche Import-Varianten. Eine Mineral- und Tafelwasserverordnung legt fest, wie sich die Wasserarten unterscheiden.

- *Natürliches Mineralwasser* stammt aus unterirdischen Quellen, die vor Verunreinigung geschützt sind. Es enthält nur Stoffe natürlichen Ursprungs und wird direkt an der Quelle abgefüllt. Natürliches Mineralwasser unterliegt einer ständigen Qualitätskontrolle.
- *Quellwasser* ist von der Zusammensetzung her ähnlich wie natürliches Mineralwasser, weist aber einen geringeren Mineralstoffgehalt auf und hat deswegen eher eine Bedeutung als reiner Durstlöscher.
- *Tafelwasser* ist eine Mischung aus natürlichem Mineralwasser und Trinkwasser.
- *Heilwasser* kommt aus unterirdischen Quellen und gilt wegen seines hohen Anteils an Mineralstoffen als Fertigarzneimittel. Es muss vom Bundesinstitut für Arzneimittel zugelassen werden.

Übrigens: Auch Mineralwasser haben ein Haltbarkeitsdatum, es befindet sich meist auf dem Etikett. Angebrochene Flaschen sollten nach ein paar Tagen aufgebraucht sein.

3. Nordic Walking schont die Gelenke

Nein, das stimmt nicht! Auch wenn Nordic Walking gerne als ‹sanfte Sportart› für jedes Alter vermarktet wird: Zumindest technisch korrekt ausgeführtes Nordic Walking ist ein anspruchsvoller Sport, den vor allem Anfänger nicht gleich im Schlaf beherrschen und der deshalb eine erhebliche Belastung für den Körper bedeuten kann. Das muss aber auch niemanden wundern: Nordic Walking wurde ursprünglich für das Training von Profilangläufern und -biathleten während der Sommermonate entwickelt. Im Jahr 1997 wurde das heutige Nordic Walking, das Gehen mit zwei Stöcken, dann erstmals in Finnland als eigenständige Sportart vorgestellt.

Lange Schritte belasten die unteren Extremitäten So werden beim technisch korrekt ausgeführten Nordic Walking über zwei Drittel der gesamten Muskulatur des Körpers genutzt – und damit natürlich auch die Gelenke zum Teil erheblich beansprucht. Fuß-, Knie- und Hüftgelenke werden beim Nordic Walking also nicht wesentlich entlastet, wie oft zu hören ist. Das Gegenteil ist sogar der Fall, denn Nordic Walking ist in der Summe der dabei auftretenden Kräfte für die Gelenke härter als Joggen. Der Grund: Werden die Bewegungen beim Nordic Walking korrekt ausgeführt, ist die Schrittlänge überdurchschnittlich groß und damit deutlich größer als beim Joggen. Und diese enorme Schrittlänge ist es schließlich, die die unteren Extremitäten mehr als gewöhnlich belastet, auch wenn im Gegensatz zum Joggen, bei dem pro Schritt etwa das Dreifache des Körpergewichtes abgefedert werden muss, beim Nordic Walking pro Schritt nur ungefähr das Eineinhalbfache abgefedert werden muss.

Die angebliche Gelenkschonung ist übrigens nicht der einzige Irrtum über das allseits beliebte Nordic Walking. Falsch oder zumindest kritisch anzusehen sind auch diese Aussagen:

– *Nordic Walking ist ‹Joggen für Faulenzer›.* Falsch! Der Kalorienverbrauch beim Nordic Walking ist erheblich und kann sogar den Kalorienverbrauch beim Joggen übertreffen. Nach einer Studie der Uni Mailand etwa verbrannten Frauen beim Walken auf einem Laufband mehr Kalorien als beim Joggen – zumindest wenn das Band so steil eingestellt war, dass der Puls kräftig nach oben ging.

- *Nordic Walking ist leicht zu lernen.* Falsch! Das oft zu beobachtende ‹Mit-Stöcken-bewaffnet-durch-die-Landschaft-Schlurfen› hat mit Nordic Walking nichts zu tun. Die richtige Technik erfordert viel Übung. Der beste Weg, Nordic Walking zu erlernen, ist deshalb, sich einer professionell geleiteten Trainingsgruppe anzuschließen. So kann man sicher sein, dass falsche Bewegungsabläufe sich gar nicht erst einschleichen.
- *Die Nordic-Walking-Stöcke entlasten die Gelenke.* Falsch! Auch die Stöcke entlasten die Gelenke nicht. Die Kräfte, die auf die Fußgelenke wirken, sind beim Walken mit und ohne Stöcke identisch.
- *Nordic Walking trainiert den Oberkörper.* Nein, auch das ist so nicht korrekt. Der Einsatz der Stöcke kräftigt den Oberkörper nur unwesentlich. Böse Zungen behaupten gar, sie seien ohnehin nur die Erfindung von Marketingstrategen. Besser als jeder Walking-Stock entlasten am ehesten das richtige Schuhwerk und die richtige Lauftechnik die Gelenke.

4. Die Fettverbrennung setzt erst nach 30 Minuten Sport ein

Nein, es stimmt nicht, dass die Fettverbrennung beim Sport erst nach etwa einer halben Stunde beginnt. Der Körper verbrennt permanent zwecks Energiegewinnung Fett. Auch wenn man faul auf dem Sofa liegt oder tief schläft.

Beim Sport verbrennt der Köper, ebenfalls zur Energiegewinnung, vom ersten Schritt an Glukose und Fett. Allerdings konzentriert er sich dabei zunächst stark auf die Glukose, die er im Prinzip extra für diesen Zweck in den Muskeln gespeichert hat. Während sich die Glukosespeicher bei länger andauerndem Sport aber nach und nach immer weiter leeren, steigt als Ausgleich die Fettverbrennung immer weiter an. Und nach etwa 20 bis 30 Minuten läuft die Fettverbrennung dann auf vollen Touren.

5. Schwimmen tut dem Rücken gut

Diese Aussage stimmt so pauschal nicht. Schwimmen ist nur gut für den Rücken, wenn die entsprechende Technik dabei einigermaßen korrekt ausgeführt wird. Schwimmen stärkt zwar wie fast jeder Sport die Muskulatur – und dabei natürlich auch die Rückenmuskulatur –, wer aber schon Probleme mit seiner Wirbelsäule oder mit den Kniegelenken hat, kann diese durch einen falschen Schwimmstil sogar noch vergrößern.

So sind nicht nur die ruckartigen Beinbewegungen beim Brustschwimmen für Menschen mit Kniegelenkproblemen im Allgemeinen eher ungünstig. Problematisch kann auch sein, wenn der Kopf ständig sehr weit nach vorne und oben gereckt wird, um kein Wasser zu schlucken. Gab es davor bereits Verspannungen der Halswirbelsäule, können diese durch das Schwimmen sogar noch verschlimmert werden.

Besser für Gelegenheitsschwimmer sind dagegen der Kraulstil und das Rückenschwimmen – zumindest wenn die Technik einigermaßen stimmt und der Körper dabei mehr oder weniger waagerecht im Wasser liegt. Wer allerdings auf den Brustschwimmstil schwört, sollte dabei besser eine Schwimmbrille tragen. So kann man den Kopf bei jedem Schwimmzug untertauchen und die Muskulatur in der Halswirbelsäule entlasten.

So bleibt Ihr Rücken in der richtigen Haltung!

Unser Körper ist mit ungefähr 20 Lebensjahren ausgewachsen, aber unsere Muskulatur entwickelt sich noch bis etwa zum 28. Lebensjahr zur ‹erwachsenen› Figur. Aber auch danach sind unsere Knochen, Gelenke und Muskeln nicht in einem endgültigen Zustand – sie reagieren vielmehr darauf, wie wir mit ihnen umgehen.

Werden Sie aktiv – und bleiben Sie es dann!

Bevor also ein Arzt bei Ihnen beispielsweise einen Rundrücken mit Hohlkreuz, eine seitliche Verdrehung der Wirbelsäule oder eine unterentwickelte Muskulatur feststellt und Sie Krankengymnastik machen müssen, können Sie selbst aktiv werden: Wechseln Sie beispielsweise am Arbeitsplatz öfter einmal die Position. Stehen Sie beim Telefonieren auf, und benutzen Sie die Treppe statt den Fahrstuhl. Oder denken Sie sich andere kleine Bewegungstricks im Alltag aus. Aber vor allem gilt: Bleiben Sie aktiv! Schwimmen mit der korrekten Technik stärkt nicht nur die Rückenmuskulatur, sondern sorgt auch für eine gute Haltung und beugt dadurch Rückenschmerzen vor. Schwimmen fördert auch Ihre Ausdauer und allgemeine Leistungsfähigkeit.

Kinder und Schwimmen – das ist dabei wichtig!

Ertrinken ist nach Verkehrsunfällen die zweithäufigste Todesursache bei Kindern in Deutschland. Darum sollten sie natürlich so früh wie möglich Schwimmen lernen. Neben der Sicherheit im Wasser, die Kinder dadurch gewinnen, fördert Schwimmen auch ihre Selbstständigkeit und ihr Selbstbewusstsein.

Zu empfehlen sind Kurse bei ausgebildeten Schwimmlehrern

Wirklich erlernen können Kinder das Schwimmen ab einem Alter von ungefähr fünf Jahren. Schulschwimmen steht dagegen oft erst ab der dritten Klasse auf dem Stundenplan. Die Kinder sind dann schon neun oder zehn, bevor sie sich im tiefen Wasser sicher bewegen können.

Idealerweise lernen sie das Schwimmen natürlich bei ausgebildeten Schwimmlehrern. Wer aber schon einmal mit seinen Kindern üben will, sollte mit ihnen die ersten Schwimmversuche im flachen Wasser und möglichst ohne Schwimmflügel machen. Schwimmflügel halten Kinder zwar sicher über dem Wasser, erschweren es ihnen aber, korrekt ausgeführte Schwimmbewegungen zu machen.

Alte, aber wahre Weisheit: Nur Übung macht den Meister!

Können die Kinder schließlich schwimmen, gilt: Nur Übung macht den Meister. Möglichst viel schwimmen zu gehen ist deshalb von einiger Bedeutung. Da Kinder dazu neigen, sich zu überschätzen, sollten sie dabei stets gut von Erwachsenen im Auge behalten werden – auch dann, wenn das erste Schwimmabzeichen schon an der Badehose steckt.

Schwimmkurse für Kinder ab fünf Jahren bieten die Schwimmvereine, die Schwimmmeister der Frei- und Hallenbäder, die Deutsche Lebens-Rettungs-Gesellschaft DLRG und private Schwimmschulen an.

6. Joggen ruiniert die Gelenke

Nein, das ist grundsätzlich falsch. Joggen belastet auf der einen Seite zwar die Knie- und Sprunggelenke ungefähr dreimal so stark wie normales Gehen. Doch auf der anderen Seite kräftigt regelmäßiges Joggen diese Gelenke und verbessert dadurch ihre Funktionsfähigkeit. So wird durch das Joggen beispielsweise der Muskel-Band-Apparat rund um das Gelenk verstärkt und außerdem vermehrt Gelenksflüssigkeit produziert. Die Knorpelflächen im Gelenk werden dadurch schließlich eher besser als schlechter mit Nährstoffen versorgt. Allerdings: Es gibt bekanntlich keine Regel ohne Ausnahme.

Anfänger sollten es mit dem Ehrgeiz nicht übertreiben Besonders Sportanfänger und Menschen mit Übergewicht sollten es zu Beginn ihrer neuen Joggerkarriere nicht mit dem Ehrgeiz übertreiben. Wer etwa nach mehrjähriger Sportabstinenz vom Sofa in die alten Turnschuhe von früher springt, um gleich anschließend eine halbe Stunde um den nächsten Ententeich zu hecheln, tut seinen Gelenken sicher keinen Gefallen. Von null auf hundert, das halten selbst die stärksten Gelenke nicht ohne Murren aus. Die oben beschriebenen Anpassungsvorgänge brauchen einfach ihre Zeit. Wer ein paar Kilo zu viel hat oder nach langer Pause wieder mit dem Sport anfangen will, sollte deshalb idealerweise mit Walking, Nordic Walking oder kurzen, gemächlichen Laufrunden beginnen. So können sich nicht nur die Gelenke, sondern der ganze Bewegungsapparat an die Belastung gewöhnen. Das Verletzungsrisiko sinkt dadurch – aber der Spaß steigt.

Joggen für Anfänger

Für Jogging-Anfänger sollte vor dem ersten Schritt ein Arztbesuch stehen, um gesundheitliche Risiken abzuschätzen. Gibt der Doktor aber grünes Licht, sollten Anfänger Laufstrecke und Geschwindigkeit nur langsam steigern und, wenn nötig, zwischendurch Gehpausen einlegen. Entfernungs-Meilensteine eignen sich für das Guinness-Buch, nicht aber für Hobbyjogger. Ein wenig Aufwärmen und ein paar Dehnübungen der Waden vor jedem Start können durchaus Sinn machen. Trotzdem bleiben Achillessehnen, Fußknochen und Sprunggelenke anfällig für Zerrungen und Überlastungsschäden.

Auch die Ausrüstung muss stimmen

Besonders in Sachen Laufschuhe kann der Rat eines Fachgeschäftes wertvoll sein. Dieser wichtige Ausrüstungsgegenstand eines Joggers muss nicht nur einfach gut passen. Grundsätzlich gilt: Schnürsenkel sollten den Schuh, nicht den Fußrücken schnüren. Form und Beschaffenheit von Sohle und Fußbett richten sich nach Fußform und Untergrund, auf dem man joggt. Fehlstellungen des Fußes oder Bänderschwächen lassen sich durch spezielle Einlagen vom Orthopäden oder durch Bandagen ausgleichen.

Natürlich müssen auch Kleidung und Witterung stets zusammenpassen. Shorts und T-Shirt bei Temperaturen knapp über null Grad erhöhen das Risiko, mit einer Muskelzerrung zurückzuhumpeln. Zu warme Kleidung verringert die Leistung und belastet den Kreislauf unnötig. Und schlussendlich haben auch Laufstil und Lauftempo Einfluss auf das Leistungsvermögen. Die richtige Geschwindigkeit ist erreicht, wenn man noch reden kann, ohne dabei zu schnaufen. Wenn Sie dabei noch auf folgende Punkte achten, sollte dem Joggingspaß nichts mehr im Wege stehen:

- Machen Sie eher kleine, gleichmäßige Schritte. So belasten Sie Ihre Fußgelenke nicht zu stark.
- Setzen Sie mit dem Mittelfuß auf, und stoßen Sie sich mit dem Vorderfuß ab.
- Lassen Sie Ihre Arme locker angewinkelt neben dem Körper schwingen – leicht und rhythmisch, nicht zackig. Verkrampfen Sie nicht!
- Halten Sie Ihren Kopf aufrecht. Schauen Sie sich beim Laufen entspannt in der Umgebung um.
- Strecken Sie Ihren Körper, und legen Sie den Kopf nicht in den Nacken. So laufen Sie nicht mit einem Hohlkreuz.
- Atmen Sie gleichmäßig und locker im Laufrhythmus drei bis vier Schritte ein – und wiederum drei bis vier Schritte aus.

7. Sport während der Schwangerschaft schadet dem Baby

Nein, eine Schwangerschaft schließt Sport nicht generell aus. Bei einem komplikationslosen, normalen Verlauf ist sogar das Gegenteil der Fall: Lockerer Sport in der Schwangerschaft verringert Schwangerschaftsbeschwerden, ohne dem heranwachsenden Kind zu schaden. Oft haben sportlich aktive Frauen zudem leichtere Geburten und erholen sich schneller im Wochenbett. Wenn eine Frau also vorher regelmäßig Sport gemacht hat, gibt es gute Gründe, auch während der Schwangerschaft nicht darauf zu verzichten.

Die Rückenmuskulatur sollte gezielt gestärkt werden Allgemein empfohlen wird Schwangeren allerdings ‹nur› ein Ausdauerprogramm mit sogenannter niedriger Intensität – also zum Beispiel Walken, Nordic Walking, Radfahren, Schwimmen, Tanzen, Aquafitness oder langsames Joggen. Dazu passen leichte Kräftigungsübungen für die Muskulatur, etwa ein Training mit kleinen Hanteln. Gut wäre es, wenn mit wachsendem Bauchumfang außerdem die Rückenmuskulatur gezielt gestärkt wird. Ein Bauchmuskeltraining dagegen wäre spätestens ab dem zweiten Schwangerschaftsdrittel eher kontraproduktiv: Ab dieser Phase müssen die Bauchmuskeln besonders elastisch sein. Ein gezieltes Krafttraining würde sie aber eher härter und weniger flexibel machen.

Bei einer Risikoschwangerschaft ist Sport tatsächlich tabu Anders sieht es natürlich mit dem Leistungssport während der Schwangerschaft aus. Auch Sportarten mit direktem Körperkontakt wie Boxen, Judo oder Fußball sind ‹verboten›, weil sie ein zu großes Risiko darstellen. Viel zu leicht passiert es, dass das Ungeborene bei einem Rempler auch etwas abbekommt. Und natürlich ist bei Sportarten wie Skifahren und Reiten besondere Vorsicht geboten. Bei einer Risikoschwangerschaft allerdings sollte auf Sport komplett verzichtet werden. Am besten ist es aber ohnehin, in jedem Fall vor dem Sport den Gynäkologen zu fragen.

8. Mehr Muskeln gibt es nur durch Krafttraining

Nein, das ist so nicht ganz korrekt. Im Prinzip lässt jede Muskelarbeit, bei der der Körper merkt, dass ihm diese Arbeit mit etwas mehr Kraft leichter fallen würde, automatisch die Muskeln wachsen. Denn um die fehlende Kraft zu bekommen, verstärkt der Körper die entsprechenden Muskeln, indem er mehr Muskelmasse aufbaut.

So geht man zum Beispiel ins Fitnessstudio und trainiert seinen Oberarm bis zur Erschöpfung. Der Körper registriert, dass es ihm für diese Aufgabe an Kraft mangelt – und baut daraufhin mehr Muskelmasse im Bizeps oder Trizeps auf. Beim nächsten Training werden die Oberarmübungen deshalb ein wenig leichter und damit länger durchzuhalten sein. Dabei wächst aber nicht die Anzahl der Muskelfasern, vielmehr werden die vorhandenen Fasern durch das Krafttraining dicker und dadurch kräftiger.

Allerdings ist Muskeltraining nicht gleich Muskeltraining. Denn im Prinzip kann sich ein Muskel durch drei verschiedene Arten anpassen:

- *Mehr Muskelkraft ohne nennenswerten Muskelaufbau* gewinnt der Körper beispielsweise durch klassische Ausdauersportarten wie Laufen, Walken und Schwimmen. Zumindest wenn diese nicht mit einer hohen Trainingsintensität betrieben werden.
- *Mehr Muskelkraft mit deutlichem Muskelaufbau* gewinnt der Körper zum Beispiel durch klassisches Bodybuilding oder Gewichtheben.
- *Mehr ‹Kraftausdauer› mit mäßigem Muskelaufbau* gewinnt der Körper durch Sportarten, die Ausdauer und Kraft zugleich

erfordern, wie zum Beispiel das Rudern oder das trainingsintensive Schwimmen.

Was bringt regelmäßiger Kraftsport?

Wer im Durchschnitt dreimal die Woche ein auf sein Alter und seinen körperlichen Zustand ausgerichtetes Krafttraining absolviert, profitiert davon in vielerlei Hinsicht:
- Ein verstärktes Training der Muskulatur von Bauch und Rücken beugt Haltungsschäden vor und verhindert Bandscheibenprobleme.
- ‹Muskelbewegungen› stärken allgemein die Knochenbildung und schützen damit vor Osteoporose. Übrigens gilt: Auch Männer können ‹Knochenschwund› bekommen.
- Auch Krafttraining hilft gegen Übergewicht und deren mögliche Folgen wie Alterszucker, Schlaganfall und Bluthochdruck. Wenn auch nicht so effektiv wie Ausdauertraining.
- Die Steigerung der muskulären Leistungsfähigkeit wirkt sich positiv auf das Koordinationsvermögen aus – gerade im höheren Alter. Fitte und bewegliche Menschen stürzen seltener und verletzen sich weniger.

9. Sex vor dem Sport verringert die Leistung

Nein, aus wissenschaftlicher Sicht stimmt das nicht. Zumindest fehlen dafür die eindeutigen Belege. Allerdings scheiden sich an diesem Thema die sportlichen Geister. Die Frage ‹Sex vor dem Spiel?› ist beinahe eine Glaubensfrage geworden, die immer wieder aufs Neue kontrovers diskutiert wird. So schwören auch heute noch zahlreiche Trainer, Freizeitsportler und sogar Profisportler auf sexuelle Enthaltsamkeit vor einem Wettkampf. Teilweise gibt es deshalb regelrechte Sexverbote in Trainingslagern. Bei Turnieren, Wettkämpfen und besonders gerne bei Weltmeisterschaften werden Frauen (beziehungsweise Männer) sogar schon einmal getrennt von ihren Partnern und Partnerinnen untergebracht. Oder, noch absurder: Sie werden wie Geburtstagsgeschenke erst nach besonderen Leistungen zur Belohnung ins Hotel gelassen.

Die No-Sex-vor-dem-Spiel-Begründungen sind abenteuerlich Als Begründung für diese Anti-Sex-Order ist eine teilweise abenteuerlich anmutende Mischung aus persönlichen Philosophien und Halbwahrheiten entstanden. So soll nach Auffassung mancher Trainer sexuelle Enthaltsamkeit beispielsweise nicht nur die Kräfte schonen, sondern auch ‹Körpersäfte› einsparen. Und die würde man ja schließlich brauchen, um seine optimalen Leistungen abrufen zu können. Als würde Sperma durch die Arterien fließen und nicht Blut! Von anderer Stelle heißt es auch, Sex mache glücklich, und wer glücklich sei, könne nicht aggressiv sein und ein schweres Spiel gewinnen – was wohl am ehesten noch nachvollziehbar wäre.

Doch rein wissenschaftlich gesehen, gibt es für die Theorie, dass Sex der sportlichen Leistungsfähigkeit schaden würde, keine Anhaltspunkte. Die Ergebnisse der wenigen bisher zu diesem Thema durchgeführten wissenschaftlichen Studien lauten deshalb eindeutig: Sex vor dem Sport hat keinen Einfluss auf die körperliche Leistung – weder bei der Muskelkraft noch beim Gleichgewicht, bei der Reaktionszeit, der Lungenkapazität oder der Konzentrationsfähigkeit.

Nicht der Sex macht schlapp ... Aus der sportlichen Praxis gibt es immerhin Bestätigungen für beide Argumentationen. So wurde die deutsche Fußballmannschaft 1996 Europameister, obwohl den Spielern Sex vor den Spielen vom damaligen Bundestrainer Berti Vogts eindeutig erlaubt war. Und die Buffalo Bills, eine von

Amerikas erfolgreichsten Footballmannschaften, verloren jedes ihrer vier Superbowl-Spiele – trotz Sexverbot. Auf der anderen Seite sah Casey Stengel, der legendäre Manager der New York Yankees, einer US-Baseballmannschaft, zu seinen Lebzeiten die Sex-vor-dem-Sport-Frage aber durchaus pragmatisch: «Nicht der Sex macht die Jungs schlapp, sondern dass sie die ganze Nacht unterwegs sind, um ihn zu suchen.»

10. Training muss wehtun, um effektiv zu sein

Nein, das stimmt ganz und gar nicht. Zwar werden vor allem im Profisport das Warnsystem Schmerz bewusst ignoriert und der Stoffwechsel des Körpers freiwillig stark überlastet, um gewisse Höchstleistungen überhaupt erst bringen zu können, aber dafür werden auch verbogene Wirbelsäulen, kaputte Gelenke und Bänder, eingeklemmte Nerven und Hirnverletzungen mit bleibenden Schäden in Kauf genommen – sozusagen als Teil des Geschäfts.

Doch Schmerzen sind generell ein sehr deutliches Zeichen, dass irgendwo irgendwas im Körper nicht so ist, wie es sein sollte. Schmerzen beim Sport sind deshalb ein verlässlicher Hinweis auf falsches Training. Zum Beispiel darauf, dass die Übung auf der Muskelbank technisch noch nicht sauber ausgeführt wird und deshalb Muskeln, Sehnen und Gelenke überbelastet werden. Oder dass das Tempo beim Joggen viel zu hoch ist.

Der Otto-Normalsportler sollte deshalb niemals an die Schmerzgrenze gehen. Stattdessen sollte er regelmäßig in kleinen Einheiten trainieren und sich gegebenenfalls für das optimale Training von einem professionell ausgebildeten Trainer beraten lassen.

11. Je mehr Training, desto besser die Leistung

Nein, diese Aussage trifft weder für Freizeitsportler noch für Leistungssportler zu. Wer zu häufig und zu hart trainiert, wird letztendlich kaum etwas von seinen Anstrengungen haben. Denn wer es mit dem Eifer übertreibt und zum Beispiel kaum Pausen zwischen den Übungseinheiten lässt, der gibt seinem Körper keine Zeit für die erforderliche Erholung. Statt besserer Leistungen stellen sich dann im günstigsten Fall nur Müdigkeit und Unwohlsein ein. Im schlimmsten Fall allerdings zieht der Körper irgendwann die Notbremse und stoppt die Trainingstortur zumindest vorübergehend mit einer Verletzung.

Selbst Freizeitjogger brauchen regelmäßig Erholungspausen So kann übermäßiges oder zu hartes Training nicht nur Gelenken, Knochen und sogar den Bandscheiben schaden, auch Muskelfaserrisse, Verspannungen und gedehnte Bänder und Sehnen können auftreten. Vor allem Sportanfänger mit dem Ehrgeiz, sich möglichst bald deutlich zu steigern, sollten deshalb eine ausgeglichene Balance zwischen Belastung und Erholung finden, weil der Körper sich erst nach und nach an die Trainingsreize gewöhnt. Moderates Ausdauertraining wie Joggen oder Radfahren können aber auch Untrainierte täglich absolvieren. Selbst lockeres Joggen beansprucht den Körper allerdings so sehr, dass zwischen zwei Lauftерminen idealerweise mindestens 24 Stunden liegen sollten.

Erst den Trainingsumfang und dann die Intensität steigern Die wichtigste Trainingsregel für Anfänger besteht deshalb darin, erst den Trainingsumfang und dann die Intensität zu steigern. Also lieber zunächst längere Läufe oder mehr Wiederholungen an den Fitnessgeräten absolvieren und dann erst beim Tempo oder bei den Gewichten zulegen. Gerade in den ersten Monaten nach längerer Sportabstinenz sind die Anpassungsprozesse im Organismus so groß, dass der Erfolg automatisch mit der Kontinuität kommt, mit der die Übungen durchgeführt werden. Ein regelmäßiges und angemessenes Training, mit ausreichenden Regenerationsphasen dazwischen, hilft dem Körper auch dabei, bis ins hohe Alter fit und gesund zu bleiben.

12. Geräteturnen ist für Kinder der optimale Sport

Nein, das ist grundsätzlich nicht korrekt. Kinder dürfen und sollen unbedingt sportlich aktiv sein, aber alles im Rahmen ihrer Möglichkeiten. Turnen an Geräten wie dem Reck, dem Schwebebalken oder den Ringen kann für Kinder schädlich sein, weil sie sich in der Wachstumsphase befinden. Werden in dieser hochsensiblen Entwicklungsphase Muskeln, Sehnen, Bänder und Gelenkkapseln überlastet, kann das zu Spätschäden im Erwachsenenalter führen. Darunter zum Beispiel Fehlstellungen der Knochen, Überdehnungen der Bänder, Gelenk- und Wirbelsäulenschäden.

Kinder zwischen 11 und 15 Jahren sollten idealerweise bis zum Ende der Pubertät beim Sport nur maximal ihr Körpergewicht einsetzen. Also im Rahmen eines ‹Krafttrainings› zum Beispiel Liegestütz oder Klimmzüge machen. Schweres Krafttraining mit Geräten oder Hanteln dagegen könnte ihr Wachstum erheblich stören. Ab 16 Jahren kann das Muskeltraining an Geräten und Hanteln dann langsam losgehen. Übungen für die Rumpfmuskeln sind in dieser Phase besonders gut, um die Wirbelsäule zu stützen und Haltungsschäden vorzubeugen. Ab etwa 18 Jahren kann der Körper beim Sport schließlich voll belastet werden.

13. Sport verhindert Cellulitis

Nein, das ist völlig falsch. Sport verhindert Cellulitis nicht. Und genau genommen könnte nicht einmal das ausgeklügeltste Fitnessprogramm Cellulitis verhindern. Der Grund dafür liegt in der Entstehungsweise der Cellulitis.

Die noppenartige Wölbungen und Dellen in der Haut bei Cellulitis treten meist an den Oberschenkeln, den Hüften und am Po auf. Weil die Haut dadurch mit etwas Phantasie der Schale einer Orange ähnelt, wird Cellulitis auch Orangenhaut genannt. Rund 80 Prozent der Frauen sollen davon betroffen sein, während Männer nur sehr selten Cellulitis haben. Was unter anderem daran liegt, dass Cellulitis keine Erkrankung ist. Cellulitis entsteht vielmehr durch den speziellen Aufbau der weiblichen Haut. So ist die weibliche Oberhaut sehr elastisch, während die Unterhaut besonders viele Fettzellen enthält. Sie und auch das Bindegewebe darunter sind dadurch dehnbarer und weicher. Außerdem liegen die Kollagenfasern, die in der Haut für Reißfestigkeit sorgen sollen, in der Frauenhaut parallel zueinander – in der Männerhaut dagegen sind die Fasern zu einem Netz verwoben. Wenn in der Frauenhaut die Fettzellen an Größe zunehmen, können sie sich wesentlich leichter zwischen den parallel liegenden Kollagenfasern nach oben in Richtung Hautoberfläche zwängen. Cellulitis besteht demnach aus vergrößerten Fettzellen, die sich von der Unterhaut in die Oberhaut vorgeschoben haben. Besteht gleichzeitig eine Bindegewebsschwäche, zeigen sich die typischen Dellen oft sogar schon im Jugendalter. Bei wem Cellulitis in welcher Intensität auftritt, ist also weitgehend genetisch festgelegt. Einen speziellen Auslöser muss es nicht geben.

Übergewicht ist der Schlüssel zu Cellulite Zuerst zeigt sich die Cellulitis nur, wenn die Haut zusammengedrückt wird. Mit den Jahren allerdings tritt sie immer deutlicher hervor – besonders wenn das eine oder andere Kilo Übergewicht dazukommt. Denn hat sich erst einmal eine Cellulitis entwickelt, sorgen die immer weiter wachsenden Fettzellen dafür, dass Blut und Lymphe in der Haut schlechter abfließen und die Haut deshalb zusätzlich anschwillt. Weitere Faktoren wie Hormonschwankungen, Übergewicht und Bewegungsmangel begünstigen dieses.

Gegen die Baupläne der Natur kommt der Sport nur begrenzt an. Grundsätzlich gilt, dass alles, was Übergewicht abbaut und zudem das Bindegewebe und die Hautdurchblutung stärkt, Cellulitis mildern, aber selten ganz verhindern kann. Wobei Sport dabei natürlich an erster Stelle steht, ganz gleich, ob Gymnastik, Radfahren, Walken, Wassergymnastik oder Schwimmen. Ab und zu eine Massage und regelmäßiges Wechselduschen sind ebenfalls sinnvoll, weil beides die Hautdurchblutung fördert. Und natürlich sollte das Rauchen eingestellt werden, denn Nikotin schadet den Kollagenfasern im Bindegewebe und verringert die Hautdurchblutung.

Auch die teuersten Cremes helfen nicht War das schon alles? Und was ist mit den teuren Cremes gegen Cellulitis? Nun, das meiste davon dürfte zu Unrecht über die Verkaufstresen gehen, denn die Mittel beeinflussen die Cellulitis kaum. Sie sind meist völlig unwirksam und wiegen die Käuferinnen nur in teurer, aber falscher Hoffnung. Selbst wenn die Mittel der Kosmetikindustrie besonders teuer sind und modern klingende Namen tragen – all das ist meist nur dem Marketing geschuldet, denn gegen Cellulitis können sie so gut wie nichts ausrichten, weil sie die unteren Hautschichten nicht erreichen. Das beste Mittel gegen Cellulitis ist deshalb eine Kombination aus gesunder Ernährung, Sport, unterstützenden Massagen, einem normalen Gewicht und Nichtrauchen.

Cellulitis zu bekämpfen ist das eine. Wer allerdings wirklich etwas für eine gesunde Haut, die länger jung wirkt, tun will, sollte vor allem die drei größten Hautsünden meiden:

Rauchen. Im Prinzip schadet jede Zigarette auch der Haut. Denn schon kleinste Mengen Nikotin bewirken, dass sich die winzigen Gefäße der Haut zusammenziehen, und so ihren Zugang zu den Nährstoffen aus dem Blut behindern. Das schwächt besonders die Verteidigungskraft der Haut, sodass UV-Strahlen, Viren, Bakterien, Chemikalien und sogar Schmutzpartikel leichter in den Körper gelangen können. Außerdem bindet eine permanent mit Nikotin geflutete Haut – Nikotin wird erst nach Wochen vom Körper abgebaut – weniger Feuchtigkeit, sie wird mit der Zeit rau, spröde und grobporig.

Duschen ohne eincremen. Ab dem 35. Lebensjahr sinkt der Gehalt an Hyaluronsäure in der Haut und damit ihre Fähigkeit, Feuchtigkeit zu binden. Tägliches Baden oder Duschen raubt ihr außerdem einen guten Teil des schützenden Fettfilms. Juckreiz, besonders an den Unterschenkeln, und brennender Schweiß sind erste Anzeichen für eine stark entfettete und trockene Haut. Weil die Talgdrüsen der Haut nach dem Duschen mit dem Nachfetten kaum hinterherkommen, sollte man behilflich sein, am besten mit harnstoffhaltigen Lotionen, denn der Harnstoff ‹zieht› erst die Hornzellen der Haut auseinander und kann dann sehr gut die Zellen darunter feucht halten.

Übertriebenes Sonnenbaden. Die Sonne bräunt, weil ihre UV-Strahlen von den Melanozyten in der Oberhaut abgefangen werden, die sich daraufhin bräunlich verfärben. Zu viel Sonne überfordert die Melanozyten, sodass die UV-Strahlen auch die tieferen Hautschichten erreichen und dort ihre Killerwirkung entfalten. Es entstehen zwar ständig neue Zellen, doch durch die UV-Strahlen wurden sie genetisch verändert und können deshalb krebsartig entarten. Und dass Hautzellen ihre Strahlenschäden selbst reparieren, ist nicht bewiesen – auf dem Weg zu einem Hautkrebs zählt also jeder Sonnenstrahl. UV-Strahlen greifen außerdem das Bindegewebe unter der Haut an und verursachen besonders an Lippen, Hals, Handrücken und Dekolleté Falten. Hier hilft nur, die Sonne zu meiden, viel zu trinken und, wegen der hautschützenden Radikalfänger darin, viel Obst und Gemüse und vor allem Zitrusfrüchte zu essen.

14. Gegen Seitenstechen hilft Weiterlaufen

Nein, das ist falsch! Zwar ist die medizinische Ursache des Seitenstechens noch nicht vollständig geklärt. Eine weitgehend akzeptierte Theorie besagt aber, dass eine verminderte Durchblutung des Zwerchfells bei extremen Belastungen das Seitenstechen auslöst. Auch scheinen die Erfahrungen vieler Läufer dieses wissenschaftliche Modell zu bestätigen: In der Regel vergeht das Seitenstechen oder lässt zumindest deutlich nach, wenn das Lauftempo verringert oder eine kurze Gehpause eingelegt wird. Sollte das allerdings nicht funktionieren, könnten Sie auch folgenden Trick ruhig einmal versuchen: Nehmen Sie einen Stein in die Hand, und drücken Sie fest zu. Nach Auskunft einiger Sportler soll dies angeblich ebenfalls Seitenstiche verschwinden lassen können.

Die Kraft des Atmens

Einen wesentlichen Einfluss auf das Leistungsvermögen beim Joggen haben Laufstil und Lauftempo. Die ‹optimale› Geschwindigkeit ist erreicht, wenn man noch reden kann, ohne dabei zu schnaufen. Versuchen Sie dabei aber auch, Ihren eigenen Atemrhythmus zu finden. Im Rhythmus des Schrittes durch die Nase ein- und durch den Mund wieder auszuatmen soll Seitenstichen vorbeugen.

15. Rückenschmerzen entstehen durch schwache Rückenmuskeln

Nein, das wäre im wahrsten Sinne des Wortes zu einseitig gedacht. Für einen stabilen und damit schmerzfreien Rücken sind kräftige Bauchmuskeln als Teil des ‹Rückenteams› genauso wichtig wie kräftige Rückenmuskeln. Erst im Zusammenwirken bilden sie ein Korsett, dass die Wirbelsäule optimal stützt. Bei Rückenschmerzen ist es deshalb sinnvoll, die Rückenmuskeln und auch die Bauchmuskeln zu kräftigen. Allerdings ist es nicht erforderlich, auf ein ‹Sixpack› am Bauch hinzutrainieren. Als Erstes sollten aber im Rahmen einer ärztlichen Untersuchung andere mögliche Ursachen für die Rückenschmerzen, wie zum Beispiel ein Bandscheibenvorfall, ausgeschlossen werden.

So entstehen Rückenschmerzen

Alle Bewegungen, an denen der Rücken beteiligt ist, sind nur möglich, weil Wirbelkörper, Bandscheiben und die Muskeln in Rumpf und Rücken optimal zusammenspielen. Natürlich kann jeder dieser ‹Mitspieler› im Rückenteam auch einmal einen schlechten Tag haben – dann tut es für kurze Zeit weh. Wenn die Schmerzen jedoch immer öfter auftreten oder gar zur Gewohnheit werden, dann steckt mehr dahinter.

Fast immer ist der Grund dieser chronischen Rückenschmerzen unser Lebensstil: Wir sitzen oft sehr viel und lange und bewegen uns wenig. Auf Dauer können die Bandscheiben deshalb nicht genug Flüssigkeit aufsaugen und verschleißen nach und nach; obendrein verkümmern die Muskeln in Rumpf und Rücken. Bald ist jeder Mitspieler im Rückenteam derart angeschlagen, dass es im wahrsten Sinne des Wortes ‹weh›tut.

Die häufigsten Ursachen für Rückenschmerzen sind:

Hexenschuss. Der Schmerz sitzt meist im Lendenwirbelbereich, kann aber in Po, Leiste oder Oberschenkel ausstrahlen. Jede Bewegung jagt einen ‹Schuss› durch den Rücken. Ursache ist die Rückenmuskulatur, die sich krampfartig zusammenzieht und Nerven bedrängt.

Bandscheibenvorwölbung. Durch eine ‹ungünstige› Bewegung erhöht sich der Druck in der Bandscheibe. Sie wölbt sich dadurch vor und drückt auf die Nerven im hinteren Längsband der Wirbelsäule. Das löst den Schmerz aus.

Bandscheibenvorfall. Der Gallertkern einer aufgebrochenen Bandscheibe hat sich gegen Nerven geschoben, die seitlich an den

Wirbelkörpern vorbeilaufen. Ein Bandscheibenvorfall ist nur selten die Ursache für akute Rückenschmerzen.

Muskelzerrung. Die Wirbelsäule wird von der Rückenmuskulatur getragen. Eine Zerrung einzelner Muskeln kann Schmerzen verursachen.

Wirbelkörpergelenkssyndrom. Die Wirbelgelenke reiben aufeinander und lösen Schmerzen aus, meist im Lendenwirbelbereich. Ursachen können unter anderem Übergewicht, schwache Rückenmuskeln, Bandscheibenschäden sowie Fehlbelastungen sein.

16. Gedopt wird nur im Profisport

Nein, das stimmt leider nicht. Doping gibt es nicht nur im Profisport. Rund 200 000 Freizeitsportler sollen nach einer Einschätzung der Drogenbeauftragten der Bundesregierung aus dem Jahr 2006 regelmäßig Anabolika und andere Substanzen einnehmen, um damit ihre sportlichen Leistungen zu verbessern oder die Muskeln wachsen zu lassen. Unter diesen leistungsfördernden Substanzen sind unter anderem so medienbekannte Stoffe wie Erythropoetin (EPO), ein spezieller Wachstumsfaktor für die Bildung roter Blutkörperchen. Die verwendeten Substanzen gelten auch unter Freizeitsportlern als leicht zu beschaffen und zudem ‹sicher›, weil im Freizeitsport keine Dopingkontrollen stattfinden. Und das, obwohl Doping nicht nur gesetzlich verboten und unsportlich, sondern wegen der speziellen Gefahren für die Gesundheit – darunter unter anderem Leberversagen und Impotenz – eine Art freiwilliges Selbstverstümmelungskommando ist.

Doping durch Nahrungsergänzungsmittel?

Einen sogenannten Türöffnereffekt für das Doping im Freizeitsport haben scheinbar harmlose Nahrungsergänzungsmittel wie beispielsweise Eiweißpräparate. Untersuchungen haben gezeigt, dass ungefähr 15 Prozent dieser Ergänzungsmittel verbotene Anabolika enthalten. Weil diese Mittel jedoch nicht auf der Packung vermerkt sind, ahnen viele Konsumenten nichts von den Dopingsubstanzen in ihrem Eiweißdrink. Die oft erst später spürbaren Folgen werden dann kaum mehr mit den Nahrungsergänzungsmitteln in Zusammenhang gebracht.

Wenn Sie für Ihren Sport Nahrungsergänzungsmittel einnehmen und wissen wollen, ob Ihr Produkt sauber ist, dann können Sie auf einer Liste, die der Olympiastützpunkt Köln im Internet veröffentlicht hat, nachschauen. Die Adresse lautet www.koelnerliste.com.

17. Sport schützt vor Krebs

Nein, von einem generellen und zuverlässigen Schutz vor Krebserkrankungen durch Sport kann leider nicht die Rede sein. Denn ‹Krebs› ist der Oberbegriff für einige Dutzend verschiedenartigster Erkrankungen, die natürlich auch verschiedene Ursachen, Krankheitsverläufe und gesundheitliche Folgen haben. Krebs ist damit so etwas wie ein Gattungsbegriff, ähnlich wie ‹Auto› der Gattungsbegriff für alles ist, was vier Räder, einen Motor, ein Lenkrad und etwas Blech drum herum hat. Unbestritten ist, dass Sport vielen Zivilisationserkrankungen wie Bluthochdruck, Übergewicht, Herzinfarkt und Co. etwas entgegensetzen kann. Doch eine Wunderwaffe ist Sport damit noch lange nicht. Auch bei Krebs nicht, denn dafür ist er eine viel zu vielschichtige Erkrankung.

Studien liefern keine Beweise Eindeutige Klarheit über die Frage, ob Sport Krebs verhindern kann, wird es deshalb kaum geben können. Denn weder sind die exakten biologischen Mechanismen geklärt, also ob und wie körperliche Aktivität das Krebsrisiko senken könnte, noch sind die wissenschaftlichen Erkenntnisse über den Einfluss von Sport auf das Krebsrisiko einheitlich – sie sind in der Tat recht widersprüchlich. Zudem entsprechen sie oft jener Art von Studien, die wissenschaftlich als ‹gehobene Spekulation› gelten und deshalb nicht als Beweismittel dienen können. Ein anderes Argument, warum Sport kein sicheres Mittel gegen Krebs ist, hat etwas mit simpler Logik zu tun: Wenn nämlich Sport vor Krebs schützen würde, müssten sportliche Menschen auch statistisch mit einer längeren Lebenserwartung belohnt werden. Doch auch dafür fehlen die wissenschaftlichen Beweise.

Kann die richtige Ernährung Krebs verhindern?

Immer wieder geistert durch die Medien, man müsse nur die richtigen Dinge essen und würde niemals Krebs bekommen. Aber ist es wirklich so einfach? Mittlerweile ist die Wissenschaft zu einigen wichtigen Erkenntnissen zu diesem Thema gelangt. So gibt es tatsächlich Nahrungsmittel, die zumindest statistisch gesehen das Krebsrisiko senken können. Und auch solche, die es erhöhen.

Obst und Gemüse senken das Lungenkrebsrisiko

Nach wissenschaftlichen Erkenntnissen steigert beispielsweise starker Alkoholkonsum das Brustkrebsrisiko. Und als wenn man es nicht wüsste: Viel Obst und Gemüse zu essen ist auch gut gegen Krebs – es senkt zumindest die statistische Wahrscheinlichkeit, an Lungenkrebs zu erkranken. Ein hohes Gewicht kann ebenfalls das Risiko für manche Krebsarten steigern. So gibt es Forschungen zufolge bei Frauen einen Zusammenhang zwischen Übergewicht und Nierenkrebs. Bei Männern und Frauen ist Übergewicht zudem mit einem erhöhten Risiko für Dickdarmkrebs verbunden. Außerdem vergrößert der Konsum von rotem Fleisch und Fleischwaren das Risiko für Magen- und Dickdarmkrebs.

Ernährungsmäßige Daumenschrauben sind nicht sinnvoll

Doch lassen Sie sich nicht verwirren, und geraten Sie nicht in Panik: Das alles muss natürlich nicht automatisch für jeden Menschen gelten, der sich gesundheitsmäßig ab und zu ein bisschen ‹lockerer› ernährt. Es handelt sich eben nur um die Ergebnisse statistischer Untersuchungen. Trotzdem bleibt die Frage: Wie geht man mit diesen Ergebnissen um? Ganz einfach, indem man seine Ernährung ein wenig anpasst. Also nur etwas an der Nahrungsschraube dreht, ohne dass es sich gleich wie Daumenschrauben anfühlt. Zum Beispiel sollte man einfach etwas mehr Obst und Gemüse einkaufen und dem Darm zuliebe mehr Vollkornbrot essen – wegen der Ballaststoffe. Damit hätte man schon viel erreicht. Statistisch gesehen.

So schützen Sie sich wirklich vor Krebs!

Es stimmt tatsächlich: Viele Krebsleiden ließen sich verhindern. Statistiken zufolge geht ein Drittel der Fälle auf eine ungesunde Ernährung zurück. Rauchen, der übertriebene Genuss von Alkohol und allzu häufiges Sonnenbaden ohne Schutz sind weitere Faktoren, die das Risiko einer bösartigen Erkrankung deutlich erhöhen. Aber es gibt noch mehr.

Die folgende Liste enthält Maßnahmen, die jede für sich dazu beiträgt, dass Sie Ihr persönliches Krebsrisiko verringern. Versuchen Sie, möglichst viele davon ganz oder, wenn es nicht anders geht, wenigstens zum Teil umzusetzen. In vielen Fällen können Sie dabei auf die Unterstützung Ihres Hausarztes zurückgreifen.

– *Das Rauchen abgewöhnen.* Natürlich ist es ein alter Hut, dass Rauchen Krebs verursachen kann. Dennoch: Falls Sie rauchen, dann sollten Sie es so bald wie möglich aufgeben. Und falls Ihnen das beim ersten Versuch nicht gelingt, probieren Sie es einfach noch einmal. Vielleicht klappt es mit Hilfe von Nikotinpflastern oder den Nikotinentwöhnungsmedikamenten aus der Apotheke. Jeder Versuch lohnt sich, denn mit jedem Tag als Nichtraucher sinkt Ihr persönliches Krebsrisiko deutlich.
– *Wenig Alkohol trinken.* Das gilt sowohl für harte Spirituosen als auch für Bier und Wein. Alkohol begünstigt vor allem die Entstehung von Leber-, Kehlkopf- und Speiseröhrenkrebs. Es gilt deshalb eine Grenze von etwa einem großen Bier, zwei Gläsern Wein oder zwei Schnäpsen täglich für Männer. Frauen sollten von allem maximal die Hälfte trinken.
– *Täglich viel frisches Obst und Gemüse essen.* Am besten ist es, wenn Sie die Fünf-pro-Tag-Regel beherzigen: fünfmal am Tag eine kleine Portion Obst oder Gemüse essen. Außerdem sollten auch reichlich ballaststoffreiche Getreideprodukte auf Ihrem Speiseplan stehen. Falls Sie kein großer Freund von Obst und Gemüse sind, können Sie die darin enthaltenen Vitamine und Vitalstoffe auch in Dragee- oder Kapselform zu sich nehmen. Lassen Sie sich dazu zur Sicherheit aber vorher von Ihrem Hausarzt beraten.
– *Das Wohlfühlgewicht halten.* Ein ausgewogener Speiseplan und regelmäßig etwas Bewegung sind der beste Weg dorthin. Übertriebene Diäten führen dagegen langfristig zu noch mehr Übergewicht und Gesundheitsproblemen. Sprechen Sie gegebenenfalls mit Ihrem Arzt über das Thema: Es gibt heute Me-

dikamente, die Sie bei einem Abnehmvorhaben unterstützen können.

- *Übermäßige Sonnenbestrahlung vermeiden.* Versuchen Sie vor allem, allzu häufige Sonnenbrände zu verhindern. Denken Sie dabei auch an Ihre Kinder, denn die Basis für Hautkrebs wird meist schon in jungen Lebensjahren gelegt, wenn die Haut noch wesentlich empfindlicher ist. Hochwertige Sonnenschutzmittel, die keine allergisch wirkenden Substanzen enthalten, bekommen Sie in der Drogerie oder Apotheke.
- *Sicherheitsvorschriften am Arbeitsplatz beachten.* Wenn Sie an Ihrem Arbeitsplatz oder im Haushalt mit gesundheitsgefährdenden Stoffen wie etwa Lösungsmittel zu tun haben, dann befolgen Sie unbedingt die Vorschriften zum Umgang mit diesen Stoffen. Gehen Sie außerdem gleich zum Arzt, wenn es Ihnen nicht gut gehen sollte.
- *Einen Abstrich machen lassen.* Frauen sollten mindestens einmal jährlich einen Abstrich des Gebärmutterhalses machen und ihre Brust untersuchen lassen. Eine Selbstuntersuchung der Brust ist zwar ebenfalls sinnvoll, doch sicherer ist natürlich die gründliche Untersuchung durch den Frauenarzt. Wenn Sie über 50 Jahre alt sind, dann sollten Sie außerdem mindestens alle zwei Jahre eine Mammographie vornehmen lassen.
- *Keine Krebsvorsorgeuntersuchung verpassen.* Besprechen Sie mit Ihrem Hausarzt oder Frauenarzt, welche weiteren regelmäßigen Krebsvorsorgeuntersuchungen für Sie ganz persönlich sinnvoll sind. Dies können beispielsweise eine Darmspiegelung oder Hautuntersuchungen sein.
- *Bei Gesundheitsproblemen gleich zum Arzt gehen.* Gehen Sie ohne langes Zögern zu einem Arzt, wenn Sie eine ungewöhnliche Schwellung an Ihrem Körper bemerken oder eine Wunde nicht abheilt. Ein Leberfleck, der sich in Form, Größe und/oder Farbe verändert oder zu jucken anfängt, sollte Sie ebenfalls sofort zum Hautarzt führen. Auch Beschwerden wie eine andauernde Heiserkeit oder einen chronischen Husten, eine Veränderung des Stuhlgangs, Probleme beim Wasserlassen

oder ein unerklärlicher Gewichtsverlust sollten Sie nicht auf die lange Bank schieben. Diese Symptome können ein früher Hinweis auf ein Krebsleiden sein.

- *Schutzimpfungen nutzen.* Jeder zehnte Krebs wird heute von einer chronischen Infektion durch Viren, Bakterien oder Parasiten mitverursacht. Darunter ist auch der Leberkrebs, bei dessen Entstehung das Hepatitis-B-Virus eine große Rolle spielt. Eine Schutzimpfung gegen Hepatitis-B-Viren ist grundsätzlich jederzeit möglich. Sprechen Sie Ihren Arzt darauf an.

18. Hausarbeit ist wie Sport

Nein, auch wenn vor allem Männer das ganz gerne einmal gegenüber ihren hausarbeitenden Frauen behaupten – Hausarbeit macht nicht fit und ist deshalb auch kein Ersatz für Sport. Zumindest nicht, wenn es dabei um die durchschnittliche Hausarbeit geht, die ja meist aus den Disziplinen Bettenmachen, Putzen, Waschmaschinefüllen, Wäscheaufhängen, Einkaufen und Kochen besteht. Nur wer als Hausfrau – oder Hausmann – pro Tag ein paar Kilometer mit dem Staubsauger zurücklegt, dürfte in der Tat nach ein paar Wochen in guter sportlicher Verfassung sein.

Zurück aber zur durchschnittlichen Hausarbeit. Natürlich werden bei den alltäglichen Arbeiten wie Bettenmachen und Putzen auch Kalorien verbrannt. Und natürlich wird das Staubsaugen zu einer Art Muskeltraining, wenn man den saugenden Apparatus jedes Mal mit derart viel Schwung und Kraft durch die Stube schiebt, dass die Teppichfasern fliegen. Doch im Ernst: Wer macht das denn?

Viele Hausarbeiten bestehen aus einseitigen Bewegungsabläufen Und so liegt der Kalorienverbrauch durchschnittlicher Hausarbeiten eher im niedrigen dreistelligen Bereich – wenn überhaupt. Zum Beispiel verbrennt eine Hausfrau beziehungsweise ein Hausmann beim Kochen gerade einmal 75 Kilokalorien. Beim Staubsaugen gehen ungefähr 110 Kilokalorien drauf, und Wäscheaufhängen und Bügeln schlagen jeweils mit rund 100 Kalorien zu Buche. Summa summarum kommen, über mehrere Stunden verteilt, durch Hausarbeiten vielleicht gerade einmal so viele Kalorien zusammen, wie bei einem einstündigen Lauf durch den Park verbraucht werden würden. Und auch wenn das sicher besser ist, als gar nichts zu tun: Es ist, sportlich gesehen, weder effektiv genug, um fit zu machen, noch sind die bewegungsmäßig oft einseitigen Hausarbeiten wie Wäscheaufhängen, Staubsaugen oder Bügeln besonders gesund, weil sie den Rücken und oft auch einzelne Gelenke auf Dauer sehr stark belasten.

19. Im Wald joggt es sich gesünder als auf der Straße

Nein, das ist in der Regel falsch. Weder für die Gelenke noch für den Rücken ist es grundsätzlich besser, auf Waldboden zu laufen als auf der Straße. Und die Gründe hierfür liegen sozusagen auf dem Fuß: Waldboden ist zwar grundsätzlich weicher, aber dafür wesentlich unebener als ein glatter Straßenbelag. Dadurch steigt die Verletzungsgefahr durch Verdrehen oder Umknicken deutlich, gerade für Hobbyjogger.

Anders ist es mit einem festen Straßenbelag. Hier stören keine Wurzeln, Kuhlen, Furchen, Kanten oder Ähnliches. Aus diesem Grund laufen routinierte Läufer selbst in Gegenden mit viel Autoverkehr lieber auf der Straße als auf dem Fußweg, wo selbst kleinste Unebenheiten durch die dort verlegten Platten als ‹Stolpersteine› empfunden werden.

20. Sportler leben länger

Das sagt sich so leicht und wird ganz selbstverständlich als wahr angesehen. Doch ob diese Aussage wirklich stimmt, weiß niemand. Es wird zwar oft behauptet, dass ‹Bewegungsmangel› die Lebenserwartung verkürzen und Sport sie verlängern würde. Doch trotz zahlreicher Studien zu diesem Thema gibt es keine wissenschaftlich handfesten Beweise für diese Aussage. Und vermutlich wird es sie so bald auch nicht geben – zumindest nicht, wenn es dabei nach den Regeln der Wissenschaft zugehen soll.

Denn ob so ‹weiche› Faktoren wie der Lebensstil tatsächlich Auswirkungen auf die Sterblichkeit haben, ließe sich allenfalls mit sehr aufwendigen Langzeitstudien wirklich überprüfen. Und wahrscheinlich wäre nicht einmal das möglich, weil einfach zu viele Dinge die Sterblichkeit eines Menschen beeinflussen. So könnte man sicherlich kaum beurteilen, ob etwa der lebenslängliche Mangel an Bewegung und Sport oder doch eine der verschiedenen Erkrankungen die Lebenserwartung eines verstorbenen Menschen verkürzt hat. Und wenn doch, dann um wie viele Jahre genau? Und wie beeinflussen schließlich Sportlichkeit in der Jugend oder ein Couchpotatoe-Dasein im Erwachsenenalter die Lebenserwartung? Fragen, die so ohne Weiteres niemand sicher beantworten kann.

Wer keinen Sport treibt, hat weniger Lebensqualität Allerdings darf man den Mangel an wissenschaftlicher Beweisbarkeit für die Aussage nicht mit der Wirkung von Bewegung und Sport auf die Gesundheit verwechseln. Letztere sind nämlich für einen Gewinn an Lebensqualität unbestritten wichtig – nur kann niemand sicher sagen, ob und wie viel Lebenszeit das bedeuten würde. So besagt beispielsweise eine Studie der Harvard-Universität, dass es egal ist, ob man in der Jugend Sportler oder Couchpotatoe war – man gewinnt auf jeden Fall an Lebenszeit, wenn man nur irgendwann im Leben damit beginnt, sich zu bewegen oder Sport zu treiben. Wie viel das sein wird, ob vielleicht zwei Jahre oder doch nur zwei Monate, muss allerdings offenbleiben.

I. Die Geheimnisse eines langen Lebens

Ginge es im Leben nur um die Fortpflanzung, müssten wir kaum älter als 40 Jahre werden. Danach sind unsere Kinder reif genug, um selbst Nachfahren aufzuziehen. Die Arterhaltung, der Fortbestand der Menschheit, ist damit also gesichert. Biologisch gesehen, wäre unsere Aufgabe mit 40 also erledigt. Warum werden wir dann trotzdem immer älter?

Zunächst natürlich weil wir nicht nur ums Überleben kämpfen, sondern kulturelle Interessen haben und Musik, Theater und vieles mehr genießen wollen. Gerade alte Menschen haben dabei eine wichtige gesellschaftliche Funktion: Sie halten Erinnerungen lebendig, überliefern Wissen und Erfahrungen früherer Generationen.

Ein Dreh an der Lebensstilschraube kann viel ausmachen

Vor allem aber werden wir unterm Strich immer älter, weil wir in Europa unbegrenzt über gesunde Nahrungsmittel verfügen, freie Bildung und eine moderne medizinische Versorgung erhalten – und weil natürlich nicht jeder Zeitgenosse so lebensverkürzende Laster wie Rauchen oder gefährliche Hobbys wie Höhlentauchen hat.

Am Ende ist die Lebenserwartung deshalb eine statistische Zahl, die allerdings jeder durch seinen Lebensstil für sich bestimmt. Und dabei spielen nicht nur Rauchen und übermäßiger Alkoholkonsum eine Rolle. Immerhin: Wer das Rauchen aufgibt, verringert statistisch gesehen sein Risiko, einen Herzinfarkt zu erleiden, binnen fünf Monaten um etwa die Hälfte.

Wie eng der Ernährungsstil mit der Lebenserwartung verknüpft ist, zeigt sich aber nicht nur beim Thema Herz. Wer sich jahrelang hauptsächlich von Fast Food wie Hamburgern und Currywurst ernährt, macht Kieferknochen und Zähne fast arbeitslos und damit anfälliger für Karies. Statistisch gesehen, steigt dadurch das Risiko von Infektionen im Mund. Über das Blut können diese das Herz erreichen und dort lebensverkürzende Erkrankungen auslösen.

Garantien gibt es keine

Feste Regeln, was man essen muss, um dann X Jahre länger zu leben, gibt es nicht. Dass eine ‹ausgewogene Ernährung› das Leben aber nicht verkürzt, bezweifelt wohl niemand. Wer dennoch Motivation für einen gesunden Ernährungsstil braucht, findet sie zum Beispiel hier: Schon rund zehn Prozent weniger Cholesterin im Blut senken das Herzinfarktrisiko um 20 Prozent.

Zudem kann der reichliche Verzehr von Obst und Gemüse das Risiko verringern, an Krebs zu erkranken. Wer sehr viel Obst isst, hat statistisch gesehen zum Beispiel ein um 40 Prozent vermindertes Lungenkrebsrisiko. Auch Fisch gilt in dieser Hinsicht als gesund.

Wie stark Krebserkrankungen und damit die Lebenserwartung jedoch von den individuellen Gegebenheiten abhängen können, zeigt das Beispiel Brustkrebs. So erkranken kinderlose Frauen leichter an Brustkrebs als Frauen, die Kinder bekommen haben. Frauen als Krebsvorsorge das Kinderkriegen empfehlen würde aber sicher niemand.

Laufen könnte das Leben verlängern

Ein Rat, der unproblematisch ist und wahrscheinlich auch das Leben verlängert, ist, sich regelmäßig zu bewegen. Ein gewisser Trainingseffekt fürs Herz ergibt sich schon bei vier Stunden Sport in der Woche. Dass uns Menschen zum Beispiel das Laufen guttut, ist sogar in unseren Genen verankert. Denn schon unsere menschlichen Vorfahren vor über 100 000 Jahren nutzten die regelmäßige Bewegung, um gesund zu bleiben – allerdings eher unfreiwillig. Denn auf der Suche nach Nahrung mussten sie täglich bis zu 40 Kilometer zurücklegen. Von den Zivilisationsleiden der heutigen Autofahrergesellschaft wie Diabetes, Herzinfarkt und Schlaganfall blieben sie dafür verschont. Dass Neandertaler und Co. dennoch kaum älter als 40 Jahre wurden, lag allerdings nicht an dem fehlenden Kulturangebot. Sie hatten einfach nicht, was wir heute selbstverständlich finden: unbegrenzte gesunde Nahrungsmittel, medizinische Versorgung und damit alle Möglichkeiten, sehr gesund sehr alt zu werden

II. Warum Frauen länger leben als Männer

Sechs Jahre! So viel länger als Männer leben Frauen in den wohlhabenden Industrieländern Europas. Während sie im Durchschnitt 82 Jahre alt werden, kommen Männer auf 76 Jahre. Gründe dafür gibt es viele. Eine kleine Auswahl:

Lebenswichtige Vorgänge werden vom X-Chromosom gesteuert, von dem Frauen mit XX bekanntlich zwei haben. Mit XY sind Männer aber auch sonst im Nachteil. Das Y-Chromosom sorgt für die Männlichkeit, macht aber auch mehr Lust auf Laster wie Rauchen und Trinken. Als Folge nehmen lebensverkürzende Leiden wie Lungenkrebs, Leberzirrhose und Herzinfarkt zu.

Vor Letzterem schützt Frauen obendrein das Geschlechtshormon Östrogen, weil es das Verhältnis vom ‹guten› HDL- zum ‹bösen›, gefäßverengenden LDL-Cholesterin verbessert. Herzinfarkte treffen Frauen deshalb oft 15 Jahre später als Männer, wenn der Körper nach den Wechseljahren die Östrogenproduktion herunterfährt.

Hinzu kommt, dass sich bei Frauen zusätzliche Pfunde eher an Oberschenkeln und Po verteilen. Als ‹Birnentyp› erkranken sie dann seltener an Diabetes mellitus als der männliche ‹Apfeltyp›. Der speichert überflüssiges Fett vermehrt am Bauch, was obendrein die Gefahr für Herzerkrankungen noch weiter erhöht.

Und schließlich verfügt das weibliche Immunsystem über mehr Abwehrzellen. Dadurch erkranken Frauen seltener an lebensbedrohlichen Infektionen als Männer.

III. Der Traum vom ewigen Leben: So alt könnten wir wirklich werden!

117 Jahre! So alt können wir Menschen nach unserem genetischen Bauplan maximal werden. Danach ist Schluss, unsere rund 25 000 Gene sind ausgebrannt. Die Zellen des Körpers teilen sich nicht mehr. Die automatische Regeneration von Gefäßen, Organen und Co. erlischt. Die wichtigsten Teile des Körpers sind dann zu alt zum Weiterleben.

Dass der Traum vom ewigen Leben dennoch irgendwann Wirklichkeit wird, ist unwahrscheinlich. Denn nicht ein Gen, sondern viele Gene im riesigen Bauplan des Menschen bestimmen das Lebensalter. Auch die Gentechnik ist hier noch chancenlos. Viel zu kompliziert ist das Zusammenspiel der zahlreichen Lebensalter-Gene. Genauso gut könnte man versuchen, alle Autos einer Kleinstadt einige Stundenkilometer schneller zu machen – indem man bei ein paar Autos die Handbremse ausbaut.

IV. Was muss Ihr Körper in welchem Alter noch können?

Sie sind bis 29 Jahre alt. Im Park hören Sie, wenn der Wind durch die Blätter in den Bäumen streicht. Wenn ein kleiner Zweig zu Boden fällt, sehen Sie das noch aus 30 Meter Entfernung. Ihr Herzschlag pendelt sich nach zehn Minuten Ausruhen bei 60 Schlägen pro Minute ein. Und mit den Fingerspitzen kommen Sie bei gestreckten Beinen mühelos auf den Boden. Keine Frage, Ihr Körper ist topfit, und Sie sollten jetzt die Weichen stellen, damit das lange so bleibt. Denn noch können Sie ohne größeren Aufwand für Ihre Gesundheit in späteren Jahren vorsorgen.

Der Körper ist mit 20 ausgewachsen, aber Ihre Muskulatur baut sich bis zum 28. Lebensjahr noch zur endgültigen Figur auf. Gut beweglich und frei von Rückenproblemen bleiben Sie, wenn Sie an Ihrem Arbeitsplatz öfter einmal Ihre Haltung wechseln, also etwa im Stehen telefonieren, die Treppe statt den Fahrstuhl nehmen und regelmäßig Schwimmen gehen. Ob Ihre Beweglichkeit in etwa Ihrem Alter entspricht, können Sie mit dieser Tabelle näherungsweise überprüfen:

Wie beweglich sind Sie?

Dehnbarkeit Ihrer Sehnen und Bänder	**So alt sind Ihre Sehnen und Bänder**
Sie können die Handinnenflächen flach auf den Boden legen.	20 Jahre
Sie können mit den Fingerspitzen den Boden berühren.	30 Jahre
Es fehlen nicht mehr als 10 cm.	40 Jahre
Es fehlen mindestens 20 cm.	50 Jahre und älter

Halten Sie ab jetzt Augen und Ohren offen: Erkennen Sie Auto-Nummernschilder auch aus 70 Meter Entfernung? Ist das Blätterrauschen auf beiden Ohren ungefähr gleich laut? Immerhin leiden schon 28 Prozent aller 20-Jährigen unter dem deutlichen Verlust der Hörfähigkeit von 25 Dezibel oder mehr. Und bei stressgeplagten Karrieremenschen finden sich schon in diesen jungen Jahren Netzhautentzündungen.

Um Herz und Kreislauf müssen Sie sich dagegen noch keine großen Sorgen machen. Es sei denn, Sie haben eine Fettstoffwechselstörung geerbt, Ihr Blutdruck ist deutlich höher als 130/85 mm/Hg oder Rauchen und fettes Essen gehören zu Ihren Lastern. Dann sollten Sie das Gleiche tun wie bei Augen- und Ohrenproblemen: Termin beim Arzt machen!

Sie sind zwischen 30 und 45 Jahre alt. Erste allgemeine Verschleißerscheinungen, zum Beispiel in den Gelenken, sind normal und meist harmlos. Ob Sie aber eine Brille tragen oder nicht: Sie sollten in jedem Fall scharf sehen können, und Ihr Hörtest darf maximal einen Hörverlust von zehn Dezibel ergeben – das entspricht dem Ticken einer Armbanduhr aus einem Meter Entfernung.

Doch auch wenn Sie die buchstäbliche Stecknadel fallen hören oder wie ein Adler gucken können: Ihre Augen und Ohren sind für etwas mehr Pflege dankbar. Legen Sie zum Beispiel kurze Bildschirmpausen ein, wenn Sie viel am Computer arbeiten. So trocknet der Tränenfilm Ihrer Augen nicht aus, und es kommt nicht zu Reizungen. Auch zwischendurch mehrfach bewusst zu blinzeln hilft.

Tun Sie auch etwas gegen den Dauerkrach in Ihrem Umfeld: Wenn Sie zum Beispiel nachts vor Ihrem Schlafzimmerfenster einen Dauerlärm von 55 Dezibel (normale Sprechlautstärke) ertragen müssen, ist Ihr Risiko, an Bluthochdruck zu erkranken, deutlich erhöht. Ständiger Lärm bedeutet zudem ständiger Stress, und wenn Ihr Innenohr den nicht mehr «hören» mag, kann es mit Totalverweigerung reagieren –

ein Hörsturz mit quälenden Ohrgeräuschen könnte die Folge sein.

Wie stark Sie unter Stress stehen, verrät Ihnen, als Orientierungshilfe, Ihr Ruhepuls. Bei einem Puls zwischen 55 und 75 Schlägen pro Minute liegen Sie im sicheren Bereich. Je schneller aber Ihr Herz im Durchschnitt schlägt, so eine einfache Faustregel, desto höher ist Ihr Risiko, in den nächsten drei Jahrzehnten Herz-Kreislauf-Probleme zu bekommen.

Grund genug also, dass Sie widerstandsfähiger gegen Stress werden – zum Beispiel mit Hilfe einer ausbalancierten Lebensweise. Dazu gehören die Currywurst und der faule Tag auf dem Sofa genauso wie der grüne Salat und die Joggingrunde im Park. Ob Sie mit Ihren Ernährungsgewohnheiten im «grünen» Bereich sind, sagt Ihnen unter anderem Ihr Cholesterin-Wert. Sie sollten ihn einmal im Jahr kontrollieren und in keinem Alter weit über 200 mg/dl liegen – so bleibt Ihr Herz- und Schlaganfallrisiko gering. Denn schon ein Cholesterin-Wert von 240 mg/dl verdoppelt Ihr Herzinfarktrisiko im Vergleich zu Werten um 200 mg/dl.

Gegen zu hohe Werte können Sie selbst am meisten tun: Um das Cholesterin in Ihrem Blut um 20 Prozent zu verringern, müssen Sie nur etwa zwölf Prozent eines eventuell vorhandenen Übergewichts abbauen. Das Abspecken würde auch Ihrem Blutdruck gut bekommen, denn der neigt in diesem Alter mitunter zu kleinen Höhenflügen. Über 140/90 mm/Hg in Ruhe sollte er aber nicht liegen.

Ebenfalls auftreten können Erkrankungen wie Brustkrebs und Prostatakrebs. Schon ab dem 20. Lebensjahr kann jede gesetzlich versicherte Frau deshalb einmal im Jahr eine Krebsvorsorgeuntersuchung in Anspruch nehmen. Männer können dies ab Beginn ihres 45. Lebensjahres tun.

Sie sind zwischen 46 und 65 Jahre alt. Sie haben die besten Jahre hinter sich? Von wegen! Ein gesundes Herz ermüdet selbst bei großer Belastung nicht. Mit dem richtigen Trainingsplan könnten Sie deshalb auch mit 65 Jahren und älter einen Marathon laufen. Aber ob Sie nun 65 sind und sich wie 50 fühlen oder umgekehrt: Gehen Sie es langsam an, und wenn Sie nach langer Pause Sport treiben wollen, dann fragen Sie erst Ihren Arzt, da im Alter von 45 bis 55 die Herzkranzgefäßerkrankungen zunehmen. Unerkannte Verengungen der Herzkranzgefäße sind übrigens auch die häufigste Ursache für den plötzlichen Herztod bei über 35-Jährigen. Ohne ärztliches Okay nach vielen Jahren wieder Sport zu treiben kann Sie deshalb ins Unglück stürzen.

Ein Herz-Kreislauf-Check pro Jahr ist auch für Nichtsportler empfehlenswert. Um auf die Schnelle eine ungefähre Idee zu bekommen, wie «alt» Ihr Herz wirklich ist, hilft ein simpler Test: Messen Sie Ihren Puls, wenn Sie zehn Minuten in Ruhe und ohne Aufregung gesessen haben. Das Ergebnis können Sie in dieser Tabelle ablesen.

Pulsschläge pro Minute	**So alt ist Ihr Herz**
60	20
65	30
70	40
75	50
80	60
85 und mehr	70

Wenn Sie nach dem Test das Gefühl haben, etwas für Ihre Herzgesundheit tun zu wollen, hier ein Vorschlag: Machen Sie Crosstraining, denn da können Sie alles machen, was Ihr Herz begehrt: Joggen, Walken, Tennis spielen, Gymnastikkurse belegen und so weiter. Heute Radfahren, morgen schwimmen, übermorgen Volleyball, am Wochenende Yoga – stellen Sie Ihr Programm nach Ihren Vorlieben zusammen. Beim Crosstraining trainieren Sie täglich andere Muskel- und Sehnengruppen und verringern so auch Ihr allgemeines sportliches Verletzungsrisiko.

Wenn Ihr Herz leistungsfähig ist, soll der Rest dem natürlich nicht nachstehen. Mal ehrlich: Werden Ihre Arme beim Lesen dieses Textes immer länger? Dann kann eine «natürliche» Weitsichtigkeit die Ursache sein, die langsam zunimmt und mit 60 Jahren ihren Höhepunkt erreicht. Mit einer Brille lässt sich diese Altersfehlsichtigkeit zwar leicht korrigieren. Doch Sie sollten trotzdem immer achtsam sein: Etwa vier Prozent der über 40-Jährigen entwickeln einen ‹Grünen Star›, jeder Zehnte erblindet deswegen. Beim ‹Grünen Star› ist der Druck im Auge stark erhöht, was das Sehfeld verengen und die Netzhaut ernsthaft schädigen kann. Gehen Sie ab jetzt einmal im Jahr zum Augenarzt – und lassen Sie bei dieser Gelegenheit auch nach dem ‹Grauen Star› schauen. Der entsteht durch eine Trübung der Linsen und macht durch eine Blendempfindlichkeit, Probleme mit dem Kontrastsehen in der Dämmerung und Farbverfälschungen auf sich aufmerksam.

Besonders anfällig sind auch Ihre Bandscheiben. Hinweise, dass die elastischen Puffer in Ihrer Wirbelsäule mürbe werden und im Wirbelkanal gegen die austretenden Nerven des Rückenmarks vorrücken, können Rückenschmerzen sowie Kribbeln und Taubheitsgefühle in den Beinen oder Armen sein. Mit folgenden Strategien für gesunde Bandscheiben können Sie solchen Ärger aber möglicherweise von vornherein umgehen:

– Tragen Sie Schuhe mit weichen Sohlen.
– Meiden Sie Sportarten mit abrupten Stop-and-go-Bewegungen wie Tennis oder Squash.
– Gehen Sie beim Aufheben schwerer Gegenstände erst in die Knie, und heben Sie diese mit geradem Rücken hoch.
– Schlafen Sie auf einer festen Matratze mit nur einem Kissen.

Sie sind über 66 Jahre alt. Es gibt keinen Grund, mit 66 oder gar 86 Jahren nicht mehr leistungsfähig zu sein. Natürlich nimmt der Verschleiß zu. Doch ein aktives Leben ist ohne Weiteres möglich, weil nur zählt, wie alt Sie sich fühlen. Übrigens gilt dies für alle Altersgruppen. Kleine Hinweise auf Ihr «wahres Alter» bekommen Sie durch simple Tests. Stellen Sie sich zum Beispiel mit geschlossenen Augen auf ein Bein, und messen Sie die Zeit, bis Sie das andere Bein wieder aufsetzen müssen. Für das «wahre» Alter gelten diese orientierenden Werte:

mehr als 51 Sekunden:	20 Jahre
41–50 Sekunden:	30 Jahre
31–40 Sekunden:	40 Jahre
25–30 Sekunden:	50 Jahre
weniger als 25 Sekunden:	über 60 Jahre

Oder zünden Sie eine Kerze an, und blasen Sie sie wieder aus. Aus der Entfernung, aus der Ihnen das gelingt, können Sie grob auf das ungefähre «biologische Alter» Ihrer Atmungsorgane schließen:

1,5 Meter:	20 Jahre
1,25 Meter:	30 Jahre
1 Meter:	40 Jahre
0,75 Meter:	50 Jahre
unter 0,75 Meter:	über 60 Jahre

Behalten Sie auch Ihren Blutzucker im Auge. Normalerweise pendelt Ihr Körper den Blutzucker zwischen 60 und 120 mg/dl automatisch ein. Nicht so bei Diabetikern! Bei ihnen kommen Blutzuckerwerte von weit über 120 mg/dl vor, und das Risiko von Herzinfarkt und Schlaganfall steigt damit erheblich. Weil aber selbst höchste Blutzuckerwerte nicht wehtun, ahnen viele Betroffene nichts von ihrer Erkrankung und werden folglich nicht behandelt. Ein einfacher und schneller Test bei Ihrem Hausarzt oder in Ihrer Apotheke genügt für eine erste Orientierung.

Oft ist Übergewicht durch falsche Ernährung die Ursache von Diabetes. Übergewicht ist aber auch einer der Risikofaktoren für Herz-Kreislauf-Erkrankungen. Überhaupt sollten Sie jetzt noch bewusster auf Ihr Herz achten. Der beste Weg, es zu schützen, sind regelmäßige Bewegung, ein gesunder Lebensstil und jährliche Herz-Kreislauf-Checks. Außerdem sollten Sie die Frühwarnzeichen für einen drohenden Herzinfarkt kennen:

– Erschöpfungszustände ohne plausible Erklärung
– Depressionen
– allgemeine Unlust
– ungeklärte Schlafstörungen

Um einschätzen zu können, wie viel Sie sich bewegen sollten, gibt es eine Faustregel: Wenn Sie pro Woche 2.500 kcal mit Ausdauersport umsetzen, fördern Sie damit die Gesundheit Ihres Herzens optimal. Wie viel Sie dafür letztendlich tun müssen, verrät die folgende Tabelle:

Sportart	**Stunden pro Woche, um 2500 kcal zu verbrennen**
Joggen/Walking	4
Inlineskating	6
Radfahren	7
Schwimmen	5
Gymnastik	täglich 20 Minuten
Volleyball/Basketball	5
Rudern	4

Damit Sie Ihre späten Jahre aktiv und in vollen Zügen genießen können, muss natürlich auch Ihr Knochengerüst gesund sein. Mit 50 Jahren beginnt der Abbau, und jährlich geht dabei ein Prozent Ihrer Knochenmasse verloren. Osteoporose kann dies verschlimmern und dadurch sogar zu Knochenbrüchen führen. Typischerweise haben Frauen nach den Wechseljahren mit dieser Erkrankung zu tun. Die Zahl der Osteoporoseerkrankungen bei Männern beträgt aber ebenfalls bis zu 15 Prozent. Aber ganz gleich, ob Frau oder Mann: Eine der Ursachen von Osteoporose ist der Verlust von Knochenmaterial durch sinkende Aktivität. Und dagegen lässt sich ja bekanntlich etwas tun. Achten Sie aber auch darauf, täglich mindestens ein Gramm Calcium (enthalten in einem Liter Milch) zu sich zu nehmen. Typische Calcium-Räuber wie Alkohol, Cola und Zigaretten sollten Sie zumindest etwas verringern.

21. Zu viel Radfahren schadet dem Rücken

Nein, das ist so nicht korrekt. Auch wenn manche Viel-Radfahrer öfter einmal über Rückenbeschwerden klagen – mit dem Radfahren an sich hat das eher nichts zu tun. Denn eigentlich stimuliert die wechselnde Auf- und Abwärtsbewegung der Beine die Muskulatur im unteren Rückenbereich und verstärkt dadurch die Stabilität der Wirbelsäule – was ja grundsätzlich Rückenschmerzen vorbeugt. Wenn trotzdem bei oder nach dem Radfahren Rükkenschmerzen auftreten, liegt das am ehesten an der Stellung von Sattel und Lenker.

Um beide, Sattel und Lenker, optimal einzustellen, sollte der Winkel zwischen Hüften und Oberschenkel möglichst groß sein. Dazu muss der Sattel weit nach vorne gedreht und der Lenker auf eine bequeme Höhe eingestellt werden. Senkt man dann die Sattelspitze noch etwas ab, wird das Becken leicht gekippt und die Rückenmuskulatur dadurch zusätzlich automatisch entlastet. Und wer noch mehr tun will: Eine gefederte Sattelstütze kann die Belastung am Rücken noch einmal um bis zu 25 Prozent senken – und außerdem Schmerzen im Po bei längeren Touren verhindern.

Gesund Radfahren – das sollten Sie beachten

- *Den Lenker locker halten.* Auf die Hand-, Knie- und Fußgelenke wirken gerade bei längeren Radtouren relativ hohe Kräfte. Taubheitsgefühle in den Fingern können auftreten, wenn die Hände zu stark um den Lenker gekrampft werden.
- *Bequem im Sattel sitzen.* Die individuelle Einstellung von Sattel- und Lenkerhöhe ist sehr wichtig. Neben den oben erwähnten Kriterien sollte die Sattelhöhe so eingestellt sein, dass sich die Beine beim Treten voll durchstrecken lassen. So gibt es

nach längeren Strecken keine Knieprobleme. Außerdem darf der Rahmen nicht zu klein sein und der Lenker nicht zu tief sitzen. Sonst werden wegen der stark gebeugten Haltung die Rippen zusammengestaucht und die Atmung dadurch behindert.

- *Einen Fahrradhelm tragen.* Zur Ausrüstung eines Radfahrers gehört natürlich ein Fahrradhelm. Denn bei Geschwindigkeiten von 30 km/h und mehr kann auch ein Sturz ohne Beteiligung eines anderen Verkehrsteilnehmers schwere und sogar tödliche Verletzungen verursachen.
- *Pfefferminz gegen Magensäure.* Bei längeren Radtouren sollte man zuvor nur leicht essen. Zurücklaufende Magensäure und eingeklemmte Magengase können bei der dauerhaft vornübergebeugten Haltung auf dem Rad sonst zu Brustschmerzen führen. Säureblockierende Medikamente vor der Tour können für Abhilfe sorgen. Ein paar Pfefferminzbonbons tun es aber meist auch.
- *Rasieren gegen Scheuern.* Scheuernde Kleidungsstücke in Verbindung mit Schweiß können bei längeren Radtouren zu Hautproblemen, zum Beispiel zu Entzündungen der Haarwurzeln, führen. Abhilfe ist aber leicht möglich: einfach die empfindlichen Hautregionen rasieren oder mit einem Pflaster abkleben.

22. Radfahren macht Männer impotent

Nein, das stimmt grundsätzlich nicht, ist jedoch ein altes und recht hartnäckiges Gerücht. Nur Radfahrer, die in der Woche mindestens 500 Kilometer und mehr auf einem harten Fahrradsattel zurücklegen, müssen statistisch gesehen mit einer zeitweiligen Impotenz rechnen. Das lange Sitzen auf dem meist recht harten Sattel kann dazu führen, dass Blutgefäße und Nervenbahnen in der Genitalregion gequetscht werden – muss es aber nicht. Auf der sicheren Seite sind viel radelnde Männer, wenn sie einen weichen Sattel montieren, die Sattelspitze außerdem leicht nach unten biegen und bei langen Touren rund alle 30 Minuten ein paar Kilometer stehend fahren.

23. Magnesium schützt vor Muskelkrämpfen

Nein, auch wenn viele Profisportler vor dem Training Magnesium wie Brausepulver vertilgen – eine Schutzwirkung gegen Muskelkrämpfe hat Magnesium leider nicht. Dafür ist die üblicherweise eingenommene Menge zu gering, zumal auch nur ein Teil davon in den Muskeln ankommt und dort verwertet werden kann. Damit Magnesium als Schutz vor Muskelkrämpfen überhaupt wirken kann, müsste es über mehrere Wochen in sehr hoher Dosierung aufgenommen werden. Allerdings würden derart hohe Dosen den Verdauungstrakt stark belasten und möglicherweise einen heftigen Durchfall auslösen.

Erste Hilfe bei Wadenkrämpfen

Einen akuten Wadenkrampf können Sie mit gezieltem Dehnen des Muskels beenden: Strecken Sie dazu möglichst im Sitzen das Bein aus, und ziehen Sie mit den Händen Ihren vorderen Fuß kräftig zu sich an den Körper. Halten Sie diese Position so lange, bis der Krampf deutlich nachlässt. Die gleiche Wirkung können Sie erzielen, wenn Sie sich mit Ihrem ganzen Gewicht hinstellen und in die Knie gehen.

24. Der Stepper macht einen großen Po

Nein, das ist Unsinn. Mädchen und Frauen, die gerne auf dem Stepper trainieren, müssen sich keine Sorgen machen, dadurch einen großen muskulären Po zu bekommen. Und das hängt mit dem Aufbau der Muskeln zusammen.

In der Skelettmuskulatur gibt es grundsätzlich zwei Arten von Muskelfasern: Der eine Fasertyp ist für die eigentliche Muskelkraft zuständig und kann sich deshalb regelmäßiger Belastung anpassen, indem er sich deutlich vergrößert. Der Bizeps am Oberarm beispielsweise besteht aus diesen Muskelfasern.

Der andere Muskelfasertyp ist dagegen für Ausdauerleistungen zuständig und kann sich daher nicht wesentlich vergrößern. Steppen ist eine Ausdauersportart. Die Muskelfasern für Kraft werden dabei gar nicht beansprucht. Selbst regelmäßiges Training auf dem Stepper wird deshalb die Muskeln am Po nicht nennenswert vergrößern – und damit auch keinen großen Po verursachen.

25. Sport mit einer Erkältung ist lebensgefährlich

Nein, das stimmt so nicht. Grundsätzlich darf man auch mit einer Erkältung Sport treiben, ohne gleich sein Leben aufs Spiel zu setzen. Gut zu beobachten ist das beispielsweise beim Profifußball. Dort heißt es ja immer wieder, dass ein bestimmter Spieler trotz einer Erkältung bei der nächsten Begegnung dabei sein werde. Und die Profifußballvereine würden sicher nicht das Leben ihrer wertvollen Angestellten riskieren.

Die gesundheitliche Situation sollte stets sorgfältig eingeschätzt werden Allerdings sollte man den Begriff ‹Erkältung› differenziert betrachten. Wer Fieber, eine wirklich starke Erkältung oder gar echte Grippe hat, wer sich sehr angeschlagen und erschöpft fühlt, der sollte sich auch wie ein kranker Mensch verhalten. Und das bedeutet: ausruhen und erst nach der kompletten Genesung den Sport langsam wieder aufnehmen. Andernfalls könnten die bereits im Körper vorhandenen Krankheitserreger sozusagen bis in die letzte Körperzelle verteilt werden. Die schlimmsten Folgen davon wären dann eine Herzmuskelentzündung und lebensbedrohliche Herzrhythmusstörungen. Es wird geschätzt, dass ein erheblicher Teil der plötzlichen und zunächst unerklärlichen Todesfälle unter jüngeren Sportlern auf Komplikationen dieser Art zurückzuführen sind.

Wenn aber nur die Nase kribbelt, ist gegen lockeren Sport nichts einzuwenden. Besonders empfehlenswert ist Joggen, Walken oder Spazierengehen: Die Frischluft tut den Schleimhäuten allemal gut, die Krankheitserreger werden dadurch besser abgewehrt.

Die besten Strategien gegen Erkältungen

- *Es kribbelt und brennt in Ihrer Nase, Sie müssen häufig niesen.* Wenn Sie jetzt das Richtige tun, können Sie die Viren noch aufhalten oder zumindest die Dauer Ihrer Erkältung abkürzen. Ziehen Sie sich warm an, lüften Sie häufig Ihre Wohnung, trinken Sie viel Wasser und zuckerfreien Tee, und machen Sie abends eine Schwitzkur. Nehmen Sie dazu ein Bad bei 35 Grad Wassertemperatur, das Sie langsam auf rund 40 Grad erhöhen. Danach gehen Sie sofort ins Bett und schwitzen etwa 30 Minuten gut zugedeckt. Heiße Tees aus Linden- oder Holunderblüten unterstützen diese Prozedur. Mit allen Maßnahmen zusammen erreichen Sie zwei Ziele: Sie erschweren den Erkältungsviren den Aufenthalt auf Ihren Nasenschleimhäuten. Und Sie erhöhen die Verteidigungskraft Ihrer Abwehrzellen.
- *Sie bekommen Halsschmerzen.* Streichen Sie Speisequark dünn auf ein Tuch, schlagen Sie es ein paarmal um, und wärmen Sie

es mit Hilfe einer Wärmflasche an. Dann legen Sie das Tuch für eine halbe Stunde um Ihren Hals. Sinnvoll sind auch entzündungshemmende Wirkstoffe wie Gurgellösungen aus Salbei und Myrrhentinktur. Tagsüber und nachts sollten Sie ein Tuch oder einen dünnen Schal um Ihren Hals wickeln. Die Extra-Wärme fördert die Durchblutung in Ihrem Rachen, löst den Schleim und räumt so mit der Entzündung in Ihrem Hals auf.

- *Sie fühlen sich immer kränker.* Und genau deshalb sollten Sie sich jetzt zurückziehen, weder arbeiten noch Sport machen, sondern viel schlafen. Denn so senken Sie den Energieverbrauch Ihres Körpers, und Ihr Immunsystem kann sich darauf konzentrieren, die Erkältungsviren zu bekämpfen. Trinken Sie außerdem Wasser und Tee über Ihren Durst hinaus. Denn die zusätzliche Flüssigkeit wirkt nicht nur gegen Ihre Mattigkeit. Sie sorgt auch dafür, dass die Schleimhäute von Nase, Rachen und Bronchien gut durchblutet bleiben und deshalb dem Virennachschub aus der Umgebung besser trotzen können.
- *Ihre Nase ist verstopft.* Damit Sie keine Nasennebenhöhlenentzündung bekommen, sollten Sie das zäh gewordene Sekret mit schleimlösenden Mitteln verflüssigen. Bewährt haben sich unter anderem pflanzliche Präparate wie Myrtol, Pfefferminz-, Eukalyptus-, Anis- oder Thymian-Öl zum Inhalieren. Länger als zehn Tage sollten Sie diese Mittel allerdings nicht einnehmen, da sonst Ihre Nasenschleimhaut darunter leiden könnte. Zusätzlich empfiehlt es sich, die Nasenatmung durch Nasentropfen zu verbessern. Damit verhindern Sie ebenfalls, dass sich das Sekret staut und es zu einer Nasennebenhöhlenentzündung kommt. Setzen Sie Nasentropfen aber nicht länger als fünf Tage ein, damit Ihre Nasenschleimhaut keinen Schaden nimmt.
- *Sie bekommen trockenen Husten.* Wenn Sie dieser Husten nachts quält, sollten Sie ihn unterdrücken. Ob Sie dazu übliche Hustenmedikamente verwenden oder auf pflanzliche Präparate aus Spitzwegerich, Sonnentau, Eibischwurzel, Isländisch

Moos oder Huflattich zurückgreifen, ist Geschmackssache. Finden Sie heraus, was Ihnen am besten hilft.

Im Gegensatz zum trockenem Husten sollten Sie bei einem Husten mit Auswurf den Hustenreflex nicht unterdrücken – Ihr Körper will den Schleim aus den Bronchien ja loswerden. Unterstützen Sie ihn gegebenenfalls mit schleimlösenden Medikamenten. Allerdings müssen Sie gleichzeitig viel trinken, denn durch irgendetwas muss das Sekret in den Bronchien ja flüssiger werden. Sehr wichtig ist jetzt auch, dass Ihre Schleimhäute nicht austrocknen. Ideal für diesen Zweck sind Inhalationen mit Eibischwurzel, Isländisch Moos, Lindenblüten, Efeu oder Kamille, denn diese befeuchten Ihre Schleimhäute und wirken zugleich entzündungshemmend. Am besten ist es, wenn Sie dreimal täglich 15 Minuten lang die Dämpfe inhalieren. Achten Sie außerdem darauf, dass die Luft in Ihren Räumen nicht zu trocken wird, und öffnen Sie die Fenster ab und zu.

- *Sie haben Fieber.* Mit jedem Grad Celsius mehr Körpertemperatur erhöht sich die Leistung Ihrer Abwehrzellen um das Zehnfache. Unterdrücken Sie deshalb Ihr Fieber nicht gleich. Wird Ihnen das Hitzegefühl zu unangenehm, dann helfen Wadenwickel. Decken Sie dazu Ihre Unterschenkel erst mit einem lauwarmen Leinentuch ab, und wickeln Sie sie dann in ein Wolltuch. Nach 15 Minuten erneuern Sie die Wickel. Steigt Ihr Fieber über 39 Grad, helfen meist fiebersenkende Medikamente wie Paracetamol oder Acetylsalicylsäure. Wenn Ihr Fieber länger als zwei oder drei Tage anhält, sollten Sie zum Arzt gehen.
- *Sie haben Kopf- und Gliederschmerzen.* Linderung verschaffen Ihnen Einreibungen mit Pfefferminzöl oder Arnikatinktur. Auch fiebersenkende Medikamente können Ihre Kopf- und Gliederschmerzen abmildern. Sollten Ihre Kopfschmerzen vornehmlich beim Bücken auftreten, so kann das ein Hinweis darauf sein, dass Ihre Nasennebenhöhlen und/oder Ihre Stirnhöhlen voller Sekret und entzündet sind. Gehen Sie ohne Zögern zum Arzt, wenn sich Ihre Erkältung mit ‹Hausmitteln›

nicht zügig bessert. Denn in seltenen Fällen kann eine Erkältung auch einmal zu ernsteren Problemen wie zu einer Lungenentzündung oder einer Herzmuskelentzündung führen.

26. Morgens bringt Sport mehr als abends

Nein, das stimmt nicht. Wer Sport macht, verbraucht dabei Kalorien – egal, zu welcher Tageszeit. Und warum auch sollte Sport am Morgen effektiver sein als am Nachmittag oder Abend? Im Gegenteil: Es spricht einiges dafür, morgens nach dem Aufstehen noch keinen Sport zu machen.

Denn um wirklich leistungsfähig zu sein, benötigt der Körper Kohlenhydrate aus seinen Kohlenhydratspeichern in Leber und Muskeln. Morgens, vor dem Frühstück, sind diese Speicher jedoch nicht mehr so voll, wie sie es für den Sport eigentlich sein sollten. Besonders bei Anfängern kann das zu Leistungseinbrüchen und manchmal sogar zu einem Kreislaufkollaps führen. Und das ist noch nicht alles: Auch die Verletzungsgefahr steigt! Wer auf schwachen Beinen unterwegs ist, knickt zum Beispiel beim Joggen, beim Tennis oder beim Squash leichter um und verletzt sich die Bänder.

Wer dennoch morgens Sport betreiben möchte, sollte zuvor mindestens eine halbe Banane oder einen ähnlichen gesunden Snack mit ein paar Kohlenhydraten essen.

27. Joggen vor dem Frühstück ist ungesund

Nein, so ist es auch wieder nicht. Ob man nun morgens, abends oder mittags joggt, ist allenfalls eine Frage des Typs oder der Gewöhnung. Natürlich kann der Kreislauf morgens nach dem Aufstehen noch etwas müde und die Kohlenhydratspeicher weitgehend leer sein – siehe Fitness-Irrtum 26. Und es ist deshalb völlig richtig, sich mit dem morgendlichen Laufpensum nicht gleich zu überfordern. Aber das gilt grundsätzlich beim Sport. Dass aus diesem Grund Sport vor dem Frühstück schädlich sein soll, ist wissenschaftlich nicht nachzuweisen. Viele Läufer treten ihr Training schon vor dem Frühstück an, ohne jemals Probleme mit dem Kreislauf zu haben. Sie genießen es, sich danach gut zu fühlen und das Thema Sport für den Tag schon erledigt zu haben. Manche essen vor dem Laufen aber eine halbe Banane und trinken einen Schluck Mineralwasser.

28. Dehnen vor dem Sport bringt nichts

Nein, das ist so nicht korrekt. Dehnen vor dem Sport hat durchaus einen sinnvollen Effekt. Ein Dehnprogramm sollte deshalb zum Sport grundsätzlich dazugehören. Das gilt auch, wenn manche Veröffentlichungen etwas anderes suggerieren. Wie zum Beispiel eine im Jahr 2002 in Australien durchgeführte Studie, die das Dehnen der Muskeln vor und nach dem Sport quasi für überflüssig erklärte. Nach deren Ergebnissen sollen also diejenigen, die glauben, vorbeugend Verletzungen verhindern und durch eine ‹Verlängerung› der Muskeln deren Leistungsfähigkeit steigern zu können, völlig falsch liegen. Der Studie nach soll Dehnen vor oder nach dem Sport keinen nachweisbaren Effekt auf die Entstehung von Sportverletzungen haben. Dies gelte sogar für die kleinste aller Sportverletzungen, den Muskelkater, der dadurch nicht abgewendet werden könne. Eher sogar im Gegenteil: Von Testkandidaten wurde der Muskelkater nach einem Training auf der ungedehnten Seite als weniger schlimm empfunden als auf der zuvor gedehnten Seite. Was zunächst nicht plausibel klingt, lässt sich aber letztendlich doch einfach erklären: Die hohe, durch das Dehnen der Muskulatur ausgelöste Spannung verschlimmert die Mikroverletzungen in den Muskelfasern, die schließlich den Muskelkaterschmerz ausmachen.

Ein generelles ‹Nein› zum Dehnen wäre falsch Allerdings ist entgegen den Ergebnissen der aufsehenerregenden Studie ein kleines Dehnprogramm vor dem Sport ganz und gar nicht überflüssig. Denn ganz gleich, ob es bei dem Sport auf Ausdauer oder Schnelligkeit ankommt, spezielle Bewegungsabläufe oder besonders flexible Gelenke gefragt sind: Bevor auch nur ein Zeh gekrümmt wird, sollten Muskeln, Bänder und Gelenke die Möglichkeit erhalten, sich an ihre kommenden Aufgaben zu gewöhnen. Mit einem kleinen individuellen Dehnprogramm und idealerweise ein paar zusätzlichen Aufwärmübungen kommt der Stoffwechsel auf Touren, und die Körpertemperatur steigt leicht an. Die Geschmeidigkeit und das Zusammenspiel von Muskeln, Sehnen und Bändern nehmen zu, die allgemeine Beweglichkeit und Koordinationsfähigkeit werden gesteigert – der Körper erreicht nach und nach seine volle Leistungsfähigkeit. Derart vorbereitet, hat man zumindest das subjektive Gefühl, fit und auf sicheren Beinen unterwegs zu sein. Statistisch gesehen, sinkt dadurch auch das Risiko von Muskel- und Bänderverletzungen beim Sport, wie sie zum Beispiel durch klassisches Umknicken entstehen.

Ein leichtes Aufwärmtraining ist schnell erledigt Natürlich haben weder Dehnübungen noch Aufwärmübungen großen Unterhaltungswert. Je einfacher also diese Übungen sind, desto eher überwindet man sich. Bewährt hat sich zum Beispiel dieses Vorgehen: Man beginnt mit ein paar lockeren Bewegungsübungen der großen Muskelgruppen an Schultern, Rücken, Bauch und Oberschenkeln. Beim anschließenden Dehnen besonders beanspruchter Körperregionen wie der Oberschenkel oder der Waden darf man sich maximal bis an die Schmerzgrenze herantasten. Jede Dehnübung sollte etwa zehn Sekunden dauern, damit die Übung ihren Zweck erfüllt.

Den Abschluss der Aufwärmphase bilden schließlich die typischen Bewegungsabläufe der jeweiligen Sportart. So kann etwa ein Läufer mit der Lockerung der Beine beginnen, dann kurze Sprints einlegen und zum Schluss die Startphase trainieren. Bei optimalem Timing sollten zwischen Aufwärmphase und Trainings- oder Wettkampfbeginn nicht mehr als fünfzehn Minuten liegen. Sonst erkaltet der Körper wieder – und man muss von vorne beginnen.

Muskeln und Sehnen vor dem Sport aufzuwärmen ist natürlich nur die eine Seite der Medaille. Nach dem Training oder Wettkampf sollte der Organismus auch langsam wieder heruntergefahren werden, damit er sich anschließend rasch erholen kann. Folgender Ablauf hat sich für das ‹Runterfahren› bewährt:

- ein paar Minuten locker auslaufen
- warm duschen oder ein Vollbad mit langsam ansteigender Temperatur (ab circa 38° Celsius) nehmen
- anschließend zehn Minuten im Bademantel schwitzen
- ideal wäre danach eine Entspannungsmassage oder maximal zwei Saunagänge (um 60°) für jeweils 10 Minuten

Aufwärmen mit Magnetmatten?

Immer dieses lästige Aufwärmen vor dem Sport – gibt es da nicht eine bequemere Lösung? Aber sicher doch: Pulsierende Magnetfelder können theoretisch das Aufwärmen unterstützen. Je höher dabei die Frequenz der magnetischen Schwingungen ist, desto mehr Wärme erzeugen die Magnetfelder an der Körperoberfläche. Auch das Dehnen fällt dann leichter, weil der Muskel nach ein paar Minuten auf einer Magnet-Matte entspannter ist. Wer aber plant, zum nächsten Marathon mit einer Magnet-Matte anzureisen, sollte sich fragen, ob das im Sinne des Sports ist. Durch die Magnetfelder wird im weitesten Sinne der Zellstoffwechsel angeregt. Die Wärmewirkung der Magneten wird deshalb in erster Linie für therapeutische Zwecke genutzt, etwa als unterstützende Therapie bei Muskelverletzungen und verschleißgeschädigten Kniegelenken.

29. Krafttraining macht aus Frauen Muskelpakete

Nein, das ist falsch – auch wenn es natürlich eine Rolle spielt, was genau man unter einem Krafttraining versteht. Doch Frauen, die gerne ein moderates Training mit kleinen Hanteln machen wollen, um ihre Muskulatur zu kräftigen, müssen sich nicht sorgen: Eine männlich-muskulöse Figur werden sie dadurch kaum bekommen. Denn zum einen ist die Muskelzunahme von der Art des Trainings und zum anderen von der Menge des körpereigenen Testosterons abhängig.

Das bedeutet: Nur Frauen, die mindestens dreimal die Woche mit rund 80 Prozent ihrer Maximalkraft ein gezieltes Krafttraining absolvieren, müssen auch mit einem deutlichen Wachstum ihrer Muskulatur rechnen. Anders ist das bei dem sogenannten Kraftausdauertraining, bei dem wesentlich leichtere Gewichte benutzt und die Übungen häufiger wiederholt werden. Hier ist der Muskelwachstum relativ gering. Dazu kommt, dass der Körper von Frauen weniger Testosteron produziert als der von Männern – was einen übermäßigen Muskelzuwachs ohnehin nicht möglich macht. Kraftausdauertraining macht die Muskeln daher fester und strafft das Bindegewebe. Oder anders gesagt: Ein Kraftausdauertraining ist der richtige Weg für Frauen und für Männer, wenn man ein wenig an der Figur arbeiten will.

30. Laufschuhe sind besonders gut für die Füße

Nein, das ist nicht richtig. Laufschuhe sind zwar grundsätzlich gut zu den Füßen, können allerdings Knien und Hüften schaden, wie eine Studie amerikanischer Forscher der University of Virginia ergeben hat. Die Wissenschaftler hatten bei rund 70 gesunden Männern und Frauen die Belastung der Fuß-, Knie- und Hüftgelenke beim Barfußlaufen und beim Laufen mit Joggingschuhen verglichen. Die Testpersonen gaben an, mindestens etwa 24 km pro Woche zu joggen und nie zuvor Probleme mit den Gelenken gehabt zu haben. Damit die Ergebnisse verglichen werden konnten, hatten alle Teilnehmer der Studie das gleiche Laufschuhmodell erhalten, das zudem die charakteristischen Merkmale gängiger Laufschuhmodelle in sich vereinte.

Das Risiko für Arthrose steigt zumindest theoretisch Für die Studie liefen die Studienteilnehmer abwechselnd barfuß und mit Laufschuhen auf einem Laufband. Dabei wurden ihre Bewegungsabläufe mit einem speziellen Verfahren analysiert. In der Auswertung zeigte sich, dass sich ihre Gelenke stärker verdrehten, wenn die Testpersonen mit Joggingschuhen liefen. Ihr Hüftgelenk zum Beispiel verdrehte sich um etwa die Hälfte und das Kniegelenk um rund ein Drittel mehr als beim Barfußlauf – Belastungen, die langfristig das Risiko von Verschleiß, sprich Arthrose, erhöhen.

31. Beim Langsamlaufen verbrennt der Körper mehr Fett

Nein, das ist so nicht korrekt. Wer schnell statt langsam läuft, verbraucht auch mehr Energie. Warum? Ganz einfach: Schnell zu laufen verbraucht nun einmal mehr Energie, als langsam zu laufen, weil der Körper dabei mehr gefordert wird. Allerdings kommt die Energie dafür nicht nur aus den Fettdepots. Zwar ist die prozentuale Fettverbrennung beim Langsamlaufen besonders hoch – etwa vier Fünftel der benötigten Energie –, das restliche Fünftel steuern aber die verbrannten Kohlenhydrate bei. Bei den meisten Menschen geschieht das bei einem Puls von rund 130 – weshalb dieser Bereich oft auch ‹Fat-Burner›-Bereich genannt wird.

Beim Fett kommt es auf die Gesamtmenge an Steigt nun die Belastung und damit der Puls, kehrt sich das Verhältnis von Fettverbrennung und Kohlenhydratverbrennung um. Bis zu 80 Prozent der Energie entstammen nun den Kohlenhydratreserven in den Muskeln – und nur etwa 20 Prozent werden aus den Fettreserven hergestellt. Da jedoch die höhere Belastung beim Schnelllaufen natürlich auch mehr Energie verschlingt, kann die Gesamtmenge an verbrauchtem Fett beim Schnelllaufen schließlich höher sein als beim Langsamlaufen im Fat-Burner-Bereich.

Und was folgt nun daraus? Eigentlich nichts Weltbewegendes. Denn wer abnehmen will, der sollte ohnehin nicht dem Fat-Burner-Bereich hinterhersporten. Um wirklich abzunehmen, ist nun einmal in erster Linie die negative Bilanz von aufgenommener und verbrauchter Energie entscheidend. Und das bedeutet: Damit die Pfunde wirklich purzeln, muss der Körper schlichtweg mehr Kalorien verbrauchen, als er über die Nahrung aufnimmt.

32. Nach dem Sport soll man nichts essen

Nein, das ist natürlich völliger Unsinn. Wer Sport getrieben und danach verständlicherweise Hunger hat, sollte seinem Körper mit der Nahrung auch geben, was dieser jetzt braucht – allerdings auch nicht mehr als das. Deshalb ist Vorsicht angeraten: Wer mit hungrigem Magen vom Joggen zurückkommt, könnte dazu neigen, es mit dem Essen zu übertreiben. Zum Beispiel verbrennt man durch eine Stunde Joggen ungefähr 600 Kalorien, aber eine Schüssel Müsli mit Milch und Früchten kann dann insgesamt 800 Kalorien bedeuteten: Unterm Strich hätte man so schlichtweg mehr Kalorien aufgenommen, als gerade durch das Joggen verloren gegangen sind – und nimmt dadurch eher zu als ab. Um nach dem Sport tatsächlich gesund zu essen, sollte man sich deshalb an die ‹Vier Goldenen Regeln der Sporternährung› halten:

- *Nie mit völlig leerem Magen Sport machen.* Ein ohnehin schon niedriger Blutzuckerspiegel sinkt durch den Sport noch weiter. Das Ergebnis ist: Die Leistungsfähigkeit und die Konzentrationsfähigkeit nehmen ab, das Verletzungsrisiko steigt dadurch an. Deshalb gilt Regel 2:

- *Rechtzeitig vorher etwas essen.* Bis spätestens zwei Stunden vor dem Sport bieten sich leichte Reis-, Kartoffel- und Nudelgerichte an. Sie enthalten große Mengen energiereicher Kohlenhydrate. Danach ist nur noch ein Snack, zum Beispiel direkt vor dem Sport eine halbe Banane, erlaubt.
- *Das Trinken nicht vergessen!* Wichtig, um wirklich fit beim Sport zu sein, ist auch der Flüssigkeitshaushalt. Wenn aber in den letzten zwei Stunden vor dem Sport alle 30 Minuten ein Glas Apfelschorle oder kohlensäurearmes Mineralwasser getrunken wird, bleibt der Flüssigkeitshaushalt stabil.
- *Eiweiß ist besser als Kohlenhydrate.* Der Hunger auf Kohlenhydrate nach dem Sport ist verständlich – doch besser wäre die Aufnahme von Eiweißen nach dem Sport, zum Beispiel in Form von fettarmen Fischarten. Denn Eiweiß unterstützt den Erhalt und den Aufbau der Muskulatur.

Kalorien oder Kilojoule?

Die in Nahrungsmitteln steckende Energie berechnet sich nach der Menge der Kalorien, die beim Stoffwechsel frei werden. So haben zwei Stück Würfelzucker 25 000 Kalorien, macht 25 Kilokalorien. Nach internationaler Übereinkunft ersetzen heute weitgehend Joule die Kalorien (1 Kalorie = 4,186 Joule).

Wozu braucht man Kohlenhydrate, Fette, Einweiße und Co.?

- *Kohlenhydrate – die Energielieferanten.* Kohlenhydrate haben in der Tat etwas mit der Kohle im Kohlenkeller gemeinsam: Auch sie bestehen aus den Elementen Wasserstoff, Sauerstoff und Kohlenstoff, dem Hauptbestandteil aller natürlichen chemischen Verbindungen. In der Natur kommt Kohlenstoff als Diamant, in Graphit oder eben als Kohle vor.

Die Hauptaufgabe der Kohlenhydrate besteht darin, dem Körper Energie für seine Organ- und Muskelarbeit zu liefern. Im Körper gibt es rund 80 bis 120 mg/dl Kohlenhydrate im Blut, bei Hunger weniger, nach kohlenhydratreichen Mahlzeiten wie zum Beispiel Nudeln auch mehr. Etwa 400 Gramm Kohlenhydrate stecken in den Muskeln und in der Leber. 100 Gramm Kohlenhydrate liefern rund 415 Kilokalorien ‹Energie›.

- *Fette – die Speicherenergie.* Auch aus Fetten gewinnt unser Körper Energie. Zu viel Energie in Form von Fett lagert der Körper allerdings in Fettdepots ein, um ‹für später› etwas in Reserve zu haben. Da aber bei normaler körperlicher Anstrengung überwiegend Energie aus Kohlenhydraten gewonnen wird, werden die Fettdepots tendenziell immer größer. Oder anders gesagt: Man legt an Gewicht zu. Neben Energie liefert Fett aber auch die Rohstoffe für den Bau verschiedener wichtiger Stoffe im Körper wie beispielsweise Vitamine. Deshalb müssen wir Menschen Fett mit der Nahrung aufnehmen.
- *Eiweiße – die Notreserve.* Neben Kohlenhydraten und Fetten gehören auch die Eiweiße, medizinisch Proteine genannt, zu den Energielieferanten. Sie dienen dem Organismus allerdings nur unter besonderen Umständen zur Energiegewinnung. In erster Linie benötigt sie der Körper für den Aufbau von Körperzellen, Enzymen, Hormonen und Abwehrstoffen. Bei großer Anstrengung über einen längeren Zeitraum, etwa bei einem Marathonlauf, wandeln sich Eiweißstoffe in gewissem Umfang auch in Kohlenhydrate um und stehen so der Energiegewinnung zur Verfügung. In Fastenperioden und bei schweren Krankheiten kann dieser Anteil sogar derart steigen, dass eigene Körpereiweiße der Energiegewinnung zum Opfer fallen. Dann geht es dem Körper buchstäblich an die Substanz. Diese Notfallfunktion der Eiweiße für die Energiegewinnung ist allerdings alles andere als wirtschaftlich, bleibt die Energieausbeute für den Körper dabei doch recht gering.

- *Vitamine – die Katalysatoren.* Kohlenhydrate, Fette und Eiweiße wären allein kaum in der Lage, ein kompliziertes Werk wie den menschlichen Körper am Leben zu erhalten, wären da nicht die Vitamine. Sie dirigieren das Zusammenspiel der verschiedenen Energielieferanten und ermöglichen den Aufbaustoffwechsel aus Eiweißen. Dreizehn lebenswichtige Vitamine sind bekannt. Vitaminmangel gehört dank des reichhaltigen Nahrungsangebotes auf unserem Kontinent schon lange der Vergangenheit an. Auch Sportler mit einem hohen Energieverbrauch haben mit dem Vitaminhaushalt keine Probleme, vorausgesetzt, sie ernähren sich abwechslungsreich. Denn wer täglich mindestens 2000 kcal in Form gewöhnlicher Nahrungsmittel zu sich nimmt, erhält grundsätzlich alles an Vitaminen, was der Körper für den Stoffwechsel benötigt.
- *Mineralstoffe – für Muskeln und Nerven.* Eine tragende Rolle im Stoffwechsel spielen die Mineralstoffe. Für die Vorgänge bei der Energiegewinnung benötigt der Organismus vor allem Magnesium und Kalium. Diese beiden Elemente machen zudem die Übertragung der Impulse der Nerven auf die Muskeln erst möglich. Fehlten sie, könnte sich der Mensch nicht mehr bewegen. Wie alle Mineralstoffe nimmt jeder Mensch auch Magnesium und Kalium in ausreichender Menge mit der täglichen Nahrung auf. Starkes Schwitzen bei körperlichen Anstrengungen, wie sie im Sport nun einmal vorkommen, schwemmt sie jedoch wieder aus dem Körper. Bei großer Hitze kann sich dieser Verlust noch vergrößern. Sportler müssen deshalb bei Training und Wettkampf auch an ihren Mineralhaushalt denken.
- *Wasser – für Stabilität.* Wasser ist unser wichtigster Nährstoffträger und für viele Stoffwechselvorgänge unentbehrlich. Dabei gilt eine simple Regel: Der Mensch muss auffüllen, was er durch Atmung, Schwitzen und auf der Toilette verliert. Die durchschnittliche Wasserbilanz eines normalen Tages sieht ungefähr so aus:

Aufnahme	Abgabe
Getränke 1500 ml	Urin 1300 ml
Nahrungsmittel 750 ml	Stuhl 200 ml
Stoffwechsel 250 ml	Lunge 400 ml
	Schweiß 600 ml
Summe: 2500 ml	**Summe: 2500 ml**

Bei Sport und anderen starken körperlichen Belastungen kann der Wasserverlust durch Schwitzen und eine auf Hochtouren laufende Atmung um mehrere Liter steigen. Ein ‹Wassermangel› wirkt sich schließlich auf das körperliche Leistungsvermögen aus: Die Folgen können von allgemeiner Schwäche bis hin zum Kreislaufzusammenbruch reichen. Übrigens: Nicht immer zeigt Durst rechtzeitig einen Wassermangel an. Deshalb sollte das routinemäßige Trinken bei jeder Sportart dazugehören. Bewährt hat sich das Nibbeling: Kleine Schlucke, alle 15 bis 30 Minuten 100 bis 200 ml, verträgt der Organismus beim Sport besser als große Mengen an Flüssigkeit auf einmal.

33. Jeder schafft einen Marathon, wenn er nur will

Nein, das stimmt nicht. Die Marathonstrecke von etwa 42,2 Kilometer am Stück durchzulaufen ist nicht allein eine Frage der Disziplin, sondern vor allem eine Frage der richtigen Vorbereitung – und damit der Vernunft. Wer glaubt, diese enorme Strecke auch mit einer Jogging-für-den-Hausgebrauch-Kondition irgendwie durchhalten zu können, wird mit großer Wahrscheinlichkeit scheitern – und möglicherweise sogar seine Gesundheit gefährden. Das gilt vor allem, wenn zu der Feierabendkondition noch ein falscher Laufstil und falsches Schuhwerk dazukommen. Knieprobleme und Knochenhautentzündungen sind dann nur einige der noch harmlosen Folgen. Immer wieder erleiden jedoch auch junge und fit wirkende Läuferinnen und Läufer Kreislaufzusammenbrüche auf der Strecke. Und selbst Todesfälle beim Marathon kommen regelmäßig vor.

Um die Marathondistanz wirklich durchlaufen zu können, sollte man mindestens ein halbes Jahr lang regelmäßig dafür trainieren. Als Minimum haben sich dabei mehrere kleine Trainingseinheiten von insgesamt fünf bis zehn Stunden pro Woche erwiesen. Ein guter und gesundheitlich sicherer Weg, um von einem Feierabendjogger zum Marathonläufer aufzusteigen, besteht darin, sich einer Laufgruppe in einem Sportverein oder einem Fitnessstudio anzuschließen und vor dem Training einen ärztlichen Check-up durchführen zu lassen.

34. Yoga ist kein Sport

Yoga wird mit seinen zahlreichen Varianten gerne als der fernöstliche Weg zur Entspannung für jedermann dargestellt. Das klingt dann, als wäre Yoga eine gemütliche, fast verschlafene Angelegenheit. In Wirklichkeit ist Yoga, sofern es methodisch korrekt und ernsthaft betrieben wird, eine komplexe Angelegenheit, die erlernt werden will und obendrein den Begriff ‹Sport› durchaus verdient. Man denke dabei nur an Kurse, die unter dem Begriff ‹Power-Yoga› angeboten werden und die nach Auskunft eines bekannten Anbieters ganzheitlich auf Körper und Seele wirken, die Fettverbrennung anregen, die Körperkonturen straffen und für einen flachen Bauch sorgen sollen. Mit Gemütlichkeit hat das dann aber sicher nichts mehr zu tun.

Gerade wegen des relativ hohen Anspruchs, den dieser Sport hat, ist es auch nicht ratsam, Yoga in Eigenregie aus Büchern oder in Online-Kursen zu erlernen oder sich schlecht ausgebildeten Yogalehrern anzuvertrauen. Zu groß ist die Gefahr, wegen der zahlreichen oft völlig ungewohnten Körperhaltungen schon die erste Yoga-Stunde mit gehörigen orthopädischen Problemen statt mit innerer Ruhe zu beenden. Anfänger brauchen neben regelmäßiger und geduldiger, fachkundiger Anleitung vor allem viele Pausen zwischen den Übungen.

35. Sport macht schlank

Nein, so simpel ist es leider nicht. Es kommt beim Abnehmen nun einmal darauf an, dass man mehr Kalorien verbraucht, als man mit der Nahrung zu sich nimmt. Und wer nicht gerade Hochleistungssportler ist und damit täglich mehrere Tausend Kilokalorien verbraucht, der muss neben dem Sport auch auf eine ausgewogene Ernährung achten.

Natürlich ist es richtig, dass bei viel Bewegung auch viel Energie verbraucht wird. Und demnach, so könnte man glauben, fördert Sport auch den Abbau von Fettpolstern und macht folglich über kurz oder lang schlank. Doch unser Körper funktioniert leider nach den Mechanismen, an denen auch Diäten oft scheitern: Er legt Reserven für schlechte Zeiten an und gibt sie so leicht nicht wieder her. Ein einmal erreichtes Gewicht verteidigt er deshalb zum Beispiel durch die Zunahme des Appetits – was einer der Gründe ist, warum Sportprogramme für Übergewichtige oft nur wenig Erfolge haben. Obendrein versucht der Körper, seine Reserven nach dem Ende einer Diät möglichst schnell wieder aufzubauen. Das ist übrigens der Grund, warum viele Sportler nach intensivem Sport großen Hunger haben. Woher soll der Körper denn auch wissen, dass der Abbau seiner Energiespeicher Absicht und nicht die Folge einer Hungersnot war.

Die Sache mit dem Laktat

Damit der Körper aus Kohlenhydraten Energie herstellen kann, muss ständig genug Sauerstoff die Muskelzellen erreichen. Bei lang dauernden Höchstleistungen, wie etwa einem 5000-m-Lauf oder einem 90-minütigen Fußballspiel auf Profiniveau, reicht allerdings die Atmung oft nicht mehr aus, um den entsprechenden Bedarf an Sauerstoff für die Energiegewinnung bereitzustellen. Allerdings hat der Organismus auch dafür vorgesorgt: Er schaltet auf Reserve um. Bei dem chemischen Prozess entsteht im Muskel ganz ohne Sauerstoff Energie aus Glukose. Dabei entsteht als ‹Abfallprodukt› Milchsäure, lateinisch Laktat genannt. Je mehr Laktat sich im Blut befindet, desto mehr Muskelzellen haben auf Reserve umgeschaltet. Woraus sich durchaus folgern lässt, wie gut der Trainingszustand einer Person ist. Viele Vereinsärzte von Proficlubs entlarven mit Laktattests die trainingsfaulen Kandidaten.

Übrigens kann die Leber Laktat sogar wieder in Glukose zurückverwandeln. Doch auch dieser Mechanismus ist nicht unerschöpflich, da bei jedem Schritt der chemischen Umwandlung Energie abgegeben wird. Früher oder später braucht der Körper dann nur noch eines: eine Pause.

Ernährungsumstellung: Mit dem Kühlschrank-Check fängt's an!

Sie wollen Ihre Ernährung umstellen, um weniger fettig und ungesund zu essen und endlich abzunehmen? Zugegeben, das klingt einfacher, als es am Ende meist ist. Der Kühlschrank-Check könnte da für einen erfolgreichen Anfang sorgen. Und so geht's: Machen Sie Ihren Kühlschrank auf. Da steht literweise Coca-Cola drin? Beim nächsten Einkauf tauschen Sie sie gegen Cola light aus. Im Türregal lagert die gute Sahnebutter, die auch die Kinder so gerne mögen? Beim nächsten Gang zum Supermarkt greifen Sie stattdessen ins Regal mit der leckeren Pflanzenmargarine. Und der Käse da im oberen Fach? Den gibt es doch auch mit 40 statt mit 55 Prozent Fettgehalt – den Unterschied im Geschmack werden Sie kaum wahrnehmen. Im Eisfach liegt Schokolade, weil sie gekühlt so gut schmeckt? Klar, man kann nicht auf alles verzichten! Aber im Austausch mit Gummibärchen sparen Sie schon etwas Fett ein – auch wenn die dadurch aufgenommenen Mehrkalorien sich im Körper später doch noch zu Fett umwandeln. Und wenn Sie bei allen Nahrungsmitteln nach dieser Austauschmethode verfahren, werden Sie feststellen, dass es für fast alles eine fettärmere Alternative gibt. Mit dem Kühlschrank-Check stellen Sie Ihre Ernährung ohne große Mühe fast automatisch um.

36. Beim Ausdauersport gibt es kaum Verletzungen

Sicher, diese Aussage macht beim ersten Lesen durchaus Sinn. Was, so denken sicher viele Ausdauersportler, kann beim Joggen, Walken oder Radfahren schon Großartiges passieren? Schließlich ist man relativ gemütlich und dazu meist für sich allein unterwegs. Da rempelt einen niemand an oder grätscht einem in die Beine. Sportarten wie Fußball, Handball oder gar Boxen sind da schon deutlich gefährlicher, weil es dabei immer wieder zu Körperkontakt und zu vielen schnellen Richtungswechseln kommt. Doch Ausdauersportarten bergen in Wirklichkeit nicht weniger Verletzungsrisiken als Mannschafts- oder Kampfsportarten. Nur die Art der Verletzungen sind meist andere.

Viele Ausdauersportverletzungen entwickeln sich über einen längeren Zeitraum Ausdauersportarten belasten den Körper oft viel zu einseitig – was noch dadurch erschwert wird, dass gerade diese immer wieder über relativ lange Zeiträume hinweg ausgeführt werden. Jogger beispielsweise belasten einige ihrer Gelenke auf diese Weise oft weit über die Maßen. Auf den Fuß- und Kniegelenken eines 75 Kilo schweren Joggers lasten auf einem Kilometer ungefähr 150 000 kg Gewicht, während Arme und Schultern dagegen unbelastet bleiben. Anstelle von akuten Verletzungen wie Bänderrissen kommt es bei Ausdauersportarten deshalb eher zu Überbelastungsverletzungen wie Sehnen- und Gelenkkapselreizungen, Schleimbeutelentzündungen und Ermüdungsbrüchen.

Das Problematische an diesen Verletzungen ist, dass sie nicht wie ein Knochenbruch von jetzt auf gleich entstehen, sondern sich meist über einen längeren Zeitraum hin entwickeln. Die Warnsignale, die der Körper dabei normalerweise aussendet, werden deshalb oft nicht gleich beachtet. Dadurch werden sie auch in vielen Statistiken zur Erhebung von Sportverletzungen nicht aufgenommen – mit dem Ergebnis, dass Ausdauersport fälschlicherweise als verletzungsarm gilt.

Erste Hilfe bei Verletzungen

– *Prellungen und Zerrungen.*
  Hier hat sich folgende Vorgehensweise bewährt:
  – *1. Hochlagerung* Hebt man die verletzte Region etwas an – bei einem verletzten Knie legt man zum Beispiel den Fuß auf zwei aufeinandergestapelte Sporttaschen –, haben es Blut und Gewebeflüssigkeit schwerer, zu einer Schwellung anzuwachsen: Sie können ja nicht bergauf fließen.
  – *2. Kühlung* Direkt danach ist die Kühlung der betroffenen Region am wichtigsten. Den größten Effekt erreicht man, wenn zwischen Verletzung und Beginn der Kühlmaßnahmen nicht mehr als fünf Stunden liegen.

– *3. Kompression* Schon während des Kühlens kann man Bandagen anlegen. Straff gewickelt, üben sie Druck auf die verletzte Region aus. Vorsicht: Zu straffes Wickeln der Bandagen kann das Problem allerdings vergrößern.

– *Schürfwunde.* Die Wunde muss zunächst mit einem Verband oder einem sauberen Tuch vor Keimen geschützt werden. Bei nächster Gelegenheit sollte sie dann mit sauberem Wasser ausgespült werden und danach offen bleiben, weil sie ohne Pflaster meist besser heilt – oft sogar, ohne Narben zu hinterlassen. Desinfektionsmittel sind in der Regel nicht nötig, denn Schürfwunden infizieren sich nicht so schnell. Wichtig: Der Tetanusschutz sollte gegebenenfalls von einem Arzt überprüft und aufgefrischt werden.

– *Platzwunde.* Mit dieser Wunde gehört man grundsätzlich umgehend in ärztliche Betreuung, denn Platzwunden bluten meist sehr stark. Wird die Wunde nicht penibel versorgt, verzögert sich zudem die Heilung, und die Narbe wird um einiges größer, als sie sein müsste. Für die Erste Hilfe reicht es aber, wenn man Druck auf die Wunde ausübt und so die Blutung stoppt, zur Not auch mit einem Taschentuch oder einem T-Shirt.

– *Muskelfaserriss.* Auch mit einem Muskelfaserriss gehört man so schnell wie möglich zum Arzt. Denn je mehr Blut nach dem Riss in die Muskel-Lücke strömt, desto länger dauert die Heilung. Als Erstes sollte man deshalb das betroffene Bein hoch lagern. Danach folgt ein Druckverband, zur Not mit einem T-Shirt. Alternativ kann man auch kräftig auf die entsprechende Stelle an der Wade drücken.

– *Achillessehnenriss.* Oft ist schon wegen des Knalls sofort klar, was passiert ist. Falls nicht, gibt es zwei Tests, um herauszufinden, ob die Achillessehne tatsächlich gerissen ist. Versuchen Sie zunächst, sich auf die Zehenspitzen zu stellen. Weil bei einer gerissenen Achillessehne die Kraft des Gastrocnemius-Muskels der Wade nicht mehr an der Ferse ankommt, wird Ihnen das wahrscheinlich nicht gelingen. Ein anderer Test ist bequemer: Legen Sie sich auf den Bauch, und bitten Sie Ihren Spielpartner, mit Daumen und Zeigefinger kräftig in Ihre Wade zu kneifen. Ist Ihre Achillessehne intakt, bewegt sich der Fuß – ist sie gerissen, tut sich nichts. Eine gründliche klinische Untersuchung muss jetzt klären, ob die Sehne operativ zusammengeflickt werden muss oder ob ein Gipsverband genügt.

– *Bänderriss.* Starke Schmerzen beim Auftreten und eine rasch zunehmende Schwellung sind Zeichen, dass es sich bei einem umgeknickten Fuß nicht um eine Verstauchung handelt. Stellen Sie ein, was immer Sie gerade machen, und fahren Sie in eine Klinik. Ziehen Sie Schuhe und Strümpfe aber nicht aus, denn beides wirkt wie eine stützende Schiene. Wenn Wasser in der Nähe ist, können Sie Ihren Fuß mitsamt Schuh und Strümpfen eintauchen, um so Ihr Gelenk etwas zu kühlen.

– *Ermüdungsbruch.* Außer Gewaltmärschen, wie sie etwa beim Militär üblich sind, kommt als Ursache für einen Ermüdungsbruch hauptsächlich Laufen in Frage. Ungewohnt hohen Belastungen hält der Knochen nur in Grenzen stand – bis er schließlich aus ‹Ermüdung› bricht. Typische Zeichen sind Schmerzen bei Belastung, erst später kommt ein Dauerschmerz hinzu. Beim Laufen ist meist der Mittelfußknochen oder das Schienbein betroffen. Meldet sich ein solcher Belastungsschmerz während des Laufens, sollte man die Geschwindigkeit verringern oder eine Pause machen. Treten die Schmerzen weiterhin auf, besteht die zweite Alternative darin, einen anderen Schuh auszuprobieren. Ändert auch das nichts, ist der Weg zum Arzt Pflicht. Allerdings werden selbst im Röntgenbild die meist haarfeinen Knochenrisse nicht immer gesehen. Trotzdem muss die Sache genau untersucht werden. Möglicherweise verbirgt sich hinter dem Bruch ja auch eine Knochenerkrankung.

– *Umgeknickter Daumen.* Das Daumengrundgelenk ist komplizierter, als es von außen scheint, und für das Greifen von

Gegenständen unverzichtbar. Deshalb gibt es nach einem umgeknickten Daumen nur eine Empfehlung: ein sofortiger Besuch der Unfallklinik. Ob eine Operation erforderlich ist oder ein Gips ausreicht, wird von Fall zu Fall entschieden.

- *Offener Bruch.* Bei einem offenen Bruch, bei dem der Knochen durch die Haut sticht, droht eine Infektion von Knochen und Gewebe. Mit einem solchen Bruch gehört man deshalb so schnell wie möglich ins nächste Krankenhaus, eine andere Möglichkeit gibt es nicht. Bis man dort ist, sollte die Wunde mit einem möglichst sauberen Tuch abgedeckt werden, zur Not auch mit einem T-Shirt.
- *Schulterverletzung.* Die Schulter ist das komplizierteste Gelenk des Menschen. Auch scheinbar harmlose Verletzungen können ernste Folgen haben und gehören deshalb zur Sicherheit ausnahmslos in Ärztehände.
- *Schlüsselbeinbruch.* Natürlich kann man den betroffenen Arm anwinkeln und in Schonhaltung vor den Bauch binden. Derart provisorisch verarztet, kommt man mit etwas Glück ohne größere Probleme zum nächsten Arzt – denn da gehört man auch wirklich hin. So harmlos ein Schlüsselbeinbruch auch sein kann: Ist er ungünstig gelegen, können die spitzen Bruchenden wahlweise Nerven zerschneiden, Blutgefäße aufspießen oder sich durch die Haut bohren. Besser ist deshalb, die Sache schnell ärztlich behandeln zu lassen. Etwa 90 Prozent der Schlüsselbeinbrüche heilen mit einem entsprechenden Verband ohne weitere Komplikationen aus. Nur bei Sportlern entscheidet man sich mitunter für eine Operation, damit diese das Training schneller wieder aufnehmen können.

Blutung stoppen und Co. – wie geht das?

Blutung stoppen. Fast jede sichtbare Blutung lässt sich durch genügend Druck von außen zum Stillstand bringen. Dafür muss ein möglichst sauberes Tuch um ein Verbandpäckchen oder zum Beispiel ein Paket Papiertaschentücher gewickelt und auf die blutende Stelle gepresst werden. Zur Not funktioniert das auch mit einem zusammengeknüllten T-Shirt. Günstig wäre es zudem, die Gliedmaße hoch zu lagern. Nur im Notfall sollte man abbinden. Dazu legt man eine breite Binde oder einen Schal oberhalb der Blutung an und zieht so fest zusammen, dass die Blutung stoppt. Der Beginn des Abbindens muss notiert werden, da Schäden an Blutgefäßen, Nerven und Muskeln drohen, wenn Gliedmaßen länger als zwei Stunden abgebunden bleiben.

Bruch schienen. Bei jedem Bruch besteht die Gefahr, dass Nerven und Blutgefäße verletzt werden, bei offenen Brüchen kommt das Infektionsrisiko hinzu. Auch aus diesen Gründen sollte man durch entsprechende Lagerung des Verletzten dafür sorgen, dass die betroffene Region ruhiggestellt wird. Fern ab jeder Zivilisation ist für eine Schiene nahezu jedes Hilfsmittel recht: Ein Ast, eine Zeltstange oder ein Stück stabiler Karton sind besser als nichts. Entscheidend ist, dass die Bruchstelle stabilisiert wird. Bei einem gebrochenen Schienbein legt man zum Beispiel einen dickeren Ast an das verletzte Bein und befestigt ihn mit Schnüren (Schnürsenkel, Gummi aus der Sporthose etc.) so, dass die Bruchstelle in der Mitte des Astes liegt. Wenn irgendwie möglich, polstert man die Region noch mit Tüchern oder Ähnlichem aus.

Knöchel tapen. Rund ein Viertel aller Sportverletzungen betreffen das Sprunggelenk. Umgeknickt und Bänder gedehnt – wo früher ein Gips Standard war, um die Bänder ruhigzustellen, reicht oft ein Tape-Verband aus Leukoplast oder ähnlichem Pflaster. Ein Tape-Verband lässt dem verletzten Gelenk Bewegungsfreiheit, sodass sich die Muskeln nicht so stark zurückbilden. Zur vorsorglichen Stabilisierung des Gelenks kann er nach überstandener Verletzung auch beim Sport getragen werden. Wichtig ist allerdings, dass der Verband fachgerecht geklebt wird. Fertige Tape-Verbände für den Knöchel gibt es deshalb für ein paar Euro in der Apotheke zu kaufen. Sie sind so zurechtgeschnitten, dass sich der Verband leicht selbst anlegen lässt.

37. Je mehr man joggt, desto schneller purzeln die Kilos

Nein, es ist ein Irrglaube, dass die Kilos umso schneller purzeln, je mehr man joggt. Um wirklich Gewicht abzuspecken und in absehbarer Zeit zur Traumfigur zu gelangen, reicht Ausdauertraining allein meist nicht aus. Auch nicht, wenn eine gesunde und leichte Ernährung dazukommt. Joggen, aber auch Walken und Radfahren stimulieren den Stoffwechsel nur kurzfristig, sodass insgesamt ein relativ hoher Trainingsaufwand nötig wäre, um alleine dadurch abzunehmen. Für eine zuverlässige Reduzierung des Gewichts wäre ein zusätzliches regelmäßiges Muskeltraining mit moderaten Gewichten zu empfehlen. Denn das zusätzliche Muskeltraining erhöht den Energieverbrauch des Körpers deutlich.

Motivationshilfe: So kommen Sie ‹laufend in Form›!

Sie wollen etwas für Ihre Gesundheit tun? Die Kondition verbessern oder einfach nur im Schwimmbad eine gute Figur machen? Dann probieren Sie es doch einmal mit dem Laufen! Denn Laufen kann man überall, zu jeder Zeit, bei fast jedem Wetter, allein oder in der Gruppe. Und zum Laufen braucht man wenig Ausrüstung und nur zu Anfang vielleicht etwas Motivationshilfe. Und die kommt hier:

– *Gute Gründe fürs Laufen.* Laufen ist ja ganz nett, sagen Sie, aber was bringt das denn wirklich? Nun, eine ganze Menge. Zuerst einmal: Laufen macht Sie rundum fit und stärkt Ihren ganzen Organismus, besonders aber Herz, Kreislauf und Muskeln. Doch das ist längst nicht alles. Laufen kräftigt das Immunsystem, denn wenn Sie sich öfter einmal an der frischen Luft aufhalten, sind Sie nicht mehr so anfällig für Virusinfektionen wie zum Beispiel Erkältungen. Laufen ist außerdem natürliches Anti-Aging, denn es lässt Sie langsamer altern. Gerade Einsteiger spüren das sehr schnell, weil sie durch das Laufen auch im Alltag beweglicher und fitter werden. Außerdem baut es Stress ab und ist eine gute Basissportart, um überflüssige Kilos loszuwerden. Und schließlich kommt einem, während man so vor sich hintrabt, so manche gute Idee.
– *Faule Ausreden.* «Ich laufe schon den ganzen Tag im Job.» Haben Sie diese Ausrede auch schon einmal benutzt? Doch mal ehrlich: Sie ‹laufen› nicht, sondern Sie gehen eher mit vielen Pausen durchs Gebäude. Das hat nicht die gleiche Wirkung wie Laufen. Nur wenn Sie wenigstens eine halbe Stunde am Stück laufen, macht das Ihren Kreislauf fit und verbrennt mehr als nur ein paar Kalorien. Noch so eine Ausrede ist: «Alleine Laufen ist langweilig.» Und das stimmt tatsächlich. Doch Sie können ja in der Gruppe laufen, mit Freunden oder Arbeitskollegen. Oder Sie gehen zu einem Lauftreff. Und wo wir ge-

rade bei Ausreden sind, kennen Sie diese: «Sport ist Mord»? Das hat angeblich schon Winston Churchill so gesehen. Stimmt aber nicht, denn Churchill war in Wirklichkeit sogar ziemlich sportlich, er hatte nur etwas gegen Leistungssport. Und natürlich gilt beim Laufen auch: fordern, aber nicht überfordern. Lassen Sie Ihrem Körper Zeit, sich anzupassen. Zu Verletzungen kommt es meist, wenn man ungeduldig ist und zu viel Ehrgeiz hat.

- *Die richtige Ausrüstung.* Bevor es losgeht, müssen Sie sich natürlich richtig ausstatten. Was Sie als Einsteiger brauchen, ist atmungsaktive und schweißabführende Kleidung: eine Laufhose, ein Shirt, eine Jacke für schlechtes Wetter. Alles sollte zum Laufen geeignet sein, muss aber nicht Hunderte von Euro kosten. Am besten, Sie vergleichen die Angebote mehrerer Geschäfte, oder Sie sehen bei eBay nach. Nur bei den Laufschuhen dürfen Sie nicht sparen! Auf keinen Fall sollten Sie die zehn Jahre alten Turnschuhe aus dem Keller wieder hervorholen. Denn auch langsames Joggen belastet die Fußgelenke, und von Laufschuhen ohne korrekte Unterstützung im Fußbett hätten Sie nicht nur Fußschmerzen. Es drohen auch Probleme mit der Achillessehne, den Knien und dem Rücken. Das Ganze hätte dann nur ein Ergebnis, nämlich dass Sie das Laufen gleich wieder aufgeben. Für Laufschuhe gehen Sie deshalb am besten in ein Fachgeschäft, und zwar in eines, in dem Ihr Laufstil per Laufband und Kamera analysiert wird.
- *Aufwärmen und Abkühlen.* Bei aller Begeisterung für das Laufen gilt es, ein paar wichtige Dinge vorab zu tun. Wenn Sie lange keinen Sport gemacht haben, dann lassen Sie von einem Arzt klären, ob Sie gesundheitlich fit sind, bevor Sie wieder loslegen. So sind Sie auf der sicheren Seite. Hat der Arzt Ihnen grünes Licht gegeben, dann denken Sie bitte daran: Bevor Sie lostraben, sollten Sie Ihren Muskeln, Bändern und Gelenken die Möglichkeit geben, sich an die kommenden Aufgaben zu gewöhnen, und sich ein paar Minuten aufwärmen. Fangen Sie zum Beispiel an, indem Sie die großen Muskeln an Schultern,

Rücken, Bauch und Oberschenkeln locker bewegen. Anschließend machen Sie ein paar Dehnübungen für Beine und Hüfte. Nach dem Laufen sollten Sie natürlich nicht einfach aufhören, sondern Ihren Lauf langsam trabend und gehend ausklingen lassen. So bekommen Sie keine Kreislaufprobleme.

– *Aller Anfang ist langsam.* Laufen Sie anfangs auf ebener Strecke. Laufen Sie gleichmäßig und langsam eine Minute, dann gehen Sie eine Minute, und schließlich laufen Sie wieder eine Minute. Machen Sie das, bis eine Viertelstunde vorbei ist. Dann machen Sie Schluss, auch wenn Sie noch gar nicht aus der Puste sind. Ihnen mag das vielleicht zu wenig vorkommen. Aber keine Sorge. Schon am nächsten Tag dürfen Sie wieder auf die Laufstrecke. Und vermutlich werden Sie sich dann sogar darauf freuen und merken, dass Laufen Spaß machen kann. Am zweiten Tag machen Sie es wie am ersten, nur dass Sie statt jeweils eine Minute jetzt zwei Minuten laufen und gehen. Und so steigern Sie jeden Tag Ihre Laufzeit ein wenig. Laufen Sie dabei immer so, dass Sie die Strecke ohne Anstrengung schaffen können. Wenn Sie schneller laufen wollen, dann geben Sie langsam etwas mehr Gas. Richten Sie Ihr Laufpensum auch nach Ihrer Tagesform. Fühlen Sie sich einmal nicht wohl, laufen Sie gar nicht oder senken Sie das Tempo.
– *Ja, wo laufen Sie denn?* Keine Sorge: Laufen auf Asphalt zerstört weder Knochen noch Gelenke. Denn durch den ebenen Untergrund können Sie Ihre Schritte bestens kontrollieren. Im Gegensatz zum absolut starren Beton gibt der Asphalt durch seine elastischen Bitumen-Komponenten ein bisschen nach und schont damit die Kniegelenke eher. Auf Waldwegen ist die Dämpfung natürlich besser als auf Asphalt. Und ein Lauf durch einen frisch duftenden Wald ist schon ein echtes Naturerlebnis, das enorm motiviert. Allerdings ist die Verletzungsgefahr auf Waldwegen durch Unebenheiten, Baumwurzeln und Steine auch deutlich größer als auf Asphalt. Gras ist zum Barfußlaufen und natürlich zum Fußballspielen ideal – aber für alles andere eher ungeeignet. Nichts für Einsteiger sind auch Kunst-

stoffbahnen, wie es sie in Sportstadien gibt. Das Imkreislaufen ist nun einmal sehr eintönig und wirkt nicht nur auf Laufanfänger abschreckend. Später, wenn Sie ambitionierte Laufziele haben, kann eine Kunststoffbahn aber eine gute Alternative sein, um effektiv zu trainieren.

- *Gute Vorsätze.* Das Problem ist vielen Läufern bestens bekannt. Man hat den festen Vorsatz, mehrmals die Woche auf die Laufstrecke zu gehen. Doch dann kommt man müde aus dem Büro, hat Hunger und keine Motivation mehr. Und so verschwindet oft der gute Vorsatz, gleich nach einem anstrengenden Tag die Laufschuhe zu schnüren. Eine bewährte Lösung ist oft: Essen Sie kurz vor dem Laufen eine halbe Banane. Diese enthält genug Kohlenhydrate, sodass Sie erst einmal vor Hungerattacken sicher sind. Und die zweite Lösung: Laufen Sie versuchsweise am Morgen statt am Abend. Zugegeben, um sechs Uhr oder früher aus den Federn zu steigen, fällt nicht jedem leicht. Doch je mehr der morgendliche Lauf zur Routine wird, desto leichter kommen Sie auch aus dem Bett. Das sind aber noch nicht alle Vorteile: Das Laufen am Morgen gibt Ihnen ein Hochgefühl, das den ganzen Tag anhält. Und der vielleicht entscheidende Punkt ist: Abends brauchen Sie keine Ausreden mehr und können Ihren wohlverdienten Feierabend endlich ohne schlechtes Gewissen genießen.
- *Auf zum Volkslauf.* Sie haben erste Lauferfahrungen gesammelt und wollen nun beim nächsten Volkslauf mitmachen? Prima! Denn bei einem Volkslauf kommt es ja auf den Spaß an und nicht auf die Leistung. Worauf müssen Sie also achten, damit Sie locker mitlaufen und vielleicht sogar auf einen der vorderen Plätze kommen? Ganz einfach: Alles hängt davon ab, wie Sie sich auf den Lauf vorbereiten. Ihre Aussichten sind gut, wenn Sie konsequent trainieren und es beim Training nicht übertreiben. Das ist das Wichtigste beim Ausdauersport: Man baut gleichmäßig und stetig seine Leistungsfähigkeit Stück für Stück auf und kommt deshalb sicher, gesund und mit Spaß ans Ziel. Übertreibungen dagegen werfen einen zurück.

- *Sicherheit im Dunkeln.* Sie haben nur abends Zeit zum Laufen? Wenn es schon dämmert oder gar schon richtig dunkel ist? Am besten ist natürlich, Sie laufen nur auf ausgeleuchteten Strecken, damit Sie auch kleine Unebenheiten rechtzeitig sehen. Da das aber wohl nicht immer möglich sein wird, sollten Sie ein paar Sicherheitsregeln beachten.
  Weil man sich in der Dunkelheit mehr konzentrieren muss als bei helllichtem Tage, sollten Sie Ihren iPod oder MP3-Player lieber zu Hause lassen. Denn Musik lenkt ab und sorgt auch dafür, dass man Umgebungsgeräusche wie hupende Autos, klingelnde Radfahrer oder die Schritte anderer Läufer viel zu spät hört. Wenn Sie dann noch ein paar Euro in Reflexionsstreifen oder in eine reflektierende Sicherheitsweste investieren, dann sind Sie auf der sicheren Seite. Für Brillenträger gilt außerdem: Bei Regen, besonders im Dunkeln, sind die Gläser sehr schnell voller kleiner Tropfen, und man sieht nach einer Weile fast gar nichts mehr. Wenn Sie also eine Brille tragen, dann stecken Sie zum Laufen stets ein paar Papiertaschentücher ein.
- *Laufen macht froh.* Es ist in der Tat etwas dran, wenn es heißt, mit Laufen könne man dem Alltagsstress entkommen. Denn Laufen bedeutet letztendlich nichts anderes als gleichbleibende Bewegungen, bei denen einen nichts aus dem Rhythmus bringt. Der immer gleiche Bewegungsablauf verselbstständigt sich und führt Körper und Geist in einen Zustand, bei dem man seinen Gedanken freien Lauf lassen kann. Stresshormone werden abgebaut und alle Organsysteme optimal mit Sauerstoff versorgt. All das fördert vielleicht auch die Ausschüttung der sogenannten Glückshormone, die dann bei manchen Menschen für eine besonders gute Stimmung sorgen. Wer also regelmäßig läuft, fährt langfristig die Stresssysteme in seinem Körper auf ein niedrigeres Aktivitätsniveau zurück. Auf gut Deutsch bedeutet das dann: Laufen macht Sie ruhig und entspannt – und vielleicht auch glücklich.
- *Richtig ernähren.* Läufer, die täglich nicht mehr als eine Stunde laufen, müssen keine speziellen Ernährungsvorschriften be-

achten. Essen Sie einfach ausgewogen, und bringen Sie möglichst viel frisches Obst und Gemüse auf den Tisch. Das reicht. Wenn Sie laufen, um Gewicht zu verlieren, sollten Sie vor dem Lauf aber etwas Kleines zu sich nehmen. Denn die Kombination aus Nulldiät und Ausdauersport bringt nichts. Für Ausdauersport braucht der Körper Energiereserven. Ohne jede Nahrung sind seine Energiedepots schnell erschöpft, und Sie machen möglicherweise schon nach ein paar hundert Metern schlapp. Dann ist es allerdings auch mit der Fettverbrennung erst einmal vorbei, und Ihr eigentliches Laufziel erreichen Sie deshalb nicht. Essen Sie eine halbe oder eine ganze Stunde vor einem Lauf deshalb etwas Leichtes, etwa ein weißes Brötchen oder eine halbe Banane (siehe auch oben). So hat Ihr Körper noch Zeit, die Nahrung zu verarbeiten. Vollkornprodukte wie Müsli oder Mehrkornbrot sind grundsätzlich für die Ernährung wertvoll, jedoch nicht direkt vor einem Lauf. Sie belasten den Magen ebenso wie Salat oder fettige Soßen. Im Ernstfall müssten Sie sonst wegen Magenschmerzen oder Durchfall abbrechen.

– *Genug Motivation.* Um regelmäßig zu laufen, braucht man Motivation. Machen Sie sich aber bitte keine Sorgen, wenn es bei Ihnen einmal nicht so gut läuft. Alle Ausdauersportler haben hin und wieder mit dem inneren Schweinehund zu kämpfen. Und das ist völlig normal. Bemerken Sie Ihren Schweinehund innerhalb der ersten zehn Minuten, dürfen Sie auch ruhig so flexibel sein, Ihren Plan zu ändern und wieder umzukehren. Nur weil Sie eine Woche das Laufen vernachlässigen, wird Ihre Kondition kaum abbauen. Im Gegenteil: Wenn Sie in dieser Zeit ein- oder zweimal einen anderen Sport treiben, wird das Ihre Leistung sogar noch steigern. Damit Sie trotzdem Ihr Trainingspensum nicht aus den Augen verlieren und nicht bei jedem Motivationstief gleich einknicken, können Sie ein Lauftagebuch führen. Dort tragen Sie nicht nur Ihre Laufzeiten und die Strecke ein, sondern laden darin auch alles ab, was Sie gestört, geärgert und vielleicht vom Laufen abgehalten hat – und natürlich, wie Ihre Kondition war. Sie werden sehen: Sie laufen fortan nicht nur leichter, sondern auch wesentlich motivierter.

- *Genug Trinken.* Wer viel schwitzt, sollte nicht nur nach dem Sport, sondern auch währenddessen ab und zu etwas trinken. Bleibt nur die Frage, was? Bestimmt haben Sie schon einmal die Werbung gesehen, in der ein völlig verschwitzter Sportler ein Fitnessgetränk herunterstürzt und dann voller neuer Energie weitermacht. Nun ja, mit dem realen Leben eines gewöhnlichen Läufers hat das wenig zu tun. Denn zum einen sind diese Getränke meist relativ teuer, und zum anderen leisten die wenigsten das, was ein Sportgetränk können muss: schnell vom Körper aufgenommen werden, rasch verfügbare Energie in Form von Kohlenhydraten liefern und die mit dem Schweiß verloren gegangenen Elektrolyte ausgleichen. Auch Cola, Brause oder reiner Fruchtsaft eignen sich nicht als Sportgetränk. Sie enthalten einfach viel zu viel Zucker und würden deshalb eher müde als munter machen. Gute und zugleich billige Fitnessgetränke sind dagegen Wasser oder, wenn es etwas mit Geschmack sein soll, Fruchtsaftschorlen. Dafür mischt man Fruchtsaft mit einem natriumreichen Mineralwasser eins zu eins.

38. Mit einer Pulsuhr joggt man gesünder

Ja, das klingt beim ersten Lesen durchaus plausibel. Trotzdem ist diese Aussage nicht ganz richtig. Geht es allerdings nach den Herstellern von Pulsuhren, dann soll die Pulskontrolle beim Joggen ermöglichen, die Leistung zu steigern, ohne sich dabei zu überfordern. Dafür stellt man einfach auf der Pulsuhr seinen individuellen Maximalpuls ein und passt dann beim Laufen die Intensität daran an. So soll man immer im individuell optimalen Bereich liegen.

Doch genau hier beginnen die Probleme. Die gängige Formel, nach denen der Maximalpuls berechnet wird, ist dafür gänzlich ungeeignet. Denn welche Einstellungen auch immer auf der Pulsuhr gemacht werden, sie sind relativ ungenau. Legt man die bekannte Formel für den Maximalpuls ‹220 minus Lebensalter› für das Training zugrunde, kann die Abweichung bei plus oder minus 20 Schlägen pro Minute liegen. Allerdings könnte für einen 50-jährigen, mittelmäßig trainierten Mann ein Trainingspuls von 170 oder auch nur 150 schon viel zu hoch sein, weil die Reaktion des Herz-Kreislauf-Systems auf Belastung zunehmend individuell ausfällt, je älter man wird. Mit der Pulsuhr würde dieser Sportler dann dazu verleitet, in einem für ihn nicht optimalen Bereich zu laufen.

Als Richtschnur, damit man es mit dem Laufen nicht übertreibt, könnte deshalb die alte Formel ‹Laufen ohne zu schnaufen› besser geeignet sein. Dies entspricht dem Wohlfühlbereich, in dem sich die meisten Ausdauersportler automatisch gerne bewegen.

*Die fünf Herzfrequenzzonen**

Zone	% der maximalen Herzfrequenz	Schläge/Minute maximal	Nutzen	Sportart
Rote Zone	90–100%	180–200 Schläge/Minute	steigert Höchstleistungen	Sprinten
Anaerobe Zone	80–90%	160–180 Schläge/Minute	verbessert die Ausdauer	schnelles Laufen
Aerobe Zone	70–80%	140–160 Schläge/Minute	verbessert die Herz-Kreislauf-Leistung allgemein	Laufen
Gemäßigte Zone	60–70%	120–140 Schläge/Minute	verbrennt in hohem Maße Fett	moderates, längeres Joggen
Herzgesundheitszone	50–60%	100–120 Schläge/Minute	leichter Trainingseffekt fürs Herz	langsames Joggen oder zügiges Gehen

* nach Sally Edwards: Die Herzfrequenz-Methode, Urania Verlag

39. Besser irgendeinen Sport als gar nichts tun

Nein, das wäre sicher falsch. Zum einen macht ein völlig unmotivierter Sport über kurz oder lang keinen Spaß mehr, zum anderen lässt die Aufmerksamkeit bei einer Null-Bock-auf-Sport-Einstellung nach. Die Verletzungsgefahr steigt dadurch, und schließlich wird man in den meisten Fällen bald ganz mit dem Sport aufhören und erst einmal gar nichts mehr tun.

Besser ist es deshalb, sich eine Sportart auszusuchen, die einen neugierig macht, einem gefällt und in der man sich und seine Interessen wiederfindet. Wer sich nach langer Sportabstinenz dann noch eine kompetente Fitness-Beratung zur Sportart und zum körperlichen Ausgangszustand angedeihen lässt, der ist auf dem richtigen Weg.

40. Fitnessriegel machen fit

Nein, das stimmt nicht. Die meisten sogenannten Sport- oder Energieriegel sind nichts weiter als clever verpackte Süßigkeiten, um nicht zu sagen: Kalorienbomben mit jeder Menge Fett, ein paar Kohlenhydraten sowie Eiweiß, Vitaminen und Mineralstoffen. Vor allem die großen Mengen Fett machen natürlich eher dick als fit und fördern weder die Ausdauer noch die Leistung. Um den Körper beim Sport mit Energie zu versorgen, ist eine kohlenhydratreiche Ernährung mit viel Obst, Gemüse, Hülsenfrüchten, Vollkorngetreideprodukten und Kartoffeln der wesentlich bessere Weg.

41. Energydrinks liefern Energie

Glaubt man der Werbung, dann muss man nur einen Energydrink hinunterstürzen, und schon verfliegt jede Form von Mattheit und Müdigkeit. Wahlweise sollen viele Energydrinks außerdem allerlei Großartiges für die Gesundheit vollbringen können: das Immunsystem stärken, den Körper entgiften, Krankheiten vorbeugen und so weiter. Doch so gut wie nichts davon entspricht den Tatsachen. Energydrinks können zwar wirklich munter machen, aber man sollte genau nachschauen, warum sie das tun.

Ein Kaffee macht auch munter, ist aber billiger Die meisten Energydrinks enthalten Koffein oder koffeinähnliche Stoffe, auch wenn sie von den Herstellern nicht immer so genannt werden. Guarana zum Beispiel klingt einfach interessanter und lässt sich besser vermarkten. Dass ein vier Euro teurer Energydrink in einer Hochglanz-Metalldose dann in etwa die gleiche Wirkung hat wie ein Becher Kaffee für einen Euro, sagen die Hersteller natürlich nicht.

Neben Guarana soll auch der in vielen Energydrinks enthaltene Wirkstoff Taurin den Geist beleben. Auch das wiederum zu einem Preis von mehreren Euro pro Dose oder Flasche. Dabei wird allerdings verschwiegen, dass der Körper Taurin ganz von selbst aus der Aminosäure Cystein bildet, die man mit der Nahrung aufnimmt. Wissenschaftliche Beweise, dass Taurin einen leistungssteigernden Effekt hat, fehlen bisher. Und so sind Energydrinks vor allem eines: eine gute Methode, um mit geschickt verpackter heißer Luft viel Geld zu verdienen. Dabei sind sie wegen des oft hohen Zuckergehalts noch nicht einmal besonders gesund, sondern höchstens kalorienreich. Gesundheitlich kritisch können Energydrinks für Erwachsene aber erst in Kombination mit Alkohol werden. Denn beide Stoffe zusammen können zu einem starken Flüssigkeitsverlust für den Körper führen.

42. Wer ein ‹Sixpack› will, muss die Bauchmuskeln trainieren

Nein, das ist nicht richtig. Jeder Mensch hat relativ gut ausgeprägte Bauchmuskeln. Und sie wären auch bei allen Menschen gut zu sehen – wenn sie nicht bei vielen von einer Schürze aus Fett verdeckt wären. Der von vielen Männern so herbeigesehnte Waschbrettbauch hat deshalb erst eine Chance, sichtbar zu werden, wenn die Fettschürze am Bauch verschwindet.

Den ‹Sixpack› gibt es nur durch eine Dreierkombination Doch mit einem Bauchmuskeltraining allein baut man kaum Fett ab. Je mehr Muskelmasse in Bewegung gesetzt wird, desto höher ist der Energieverbrauch – so lautet zwar die Regel. Die Bauchmuskeln machen aber im Verhältnis zum gesamten Körper nur eine kleine Muskelgruppe aus, die den Energieverbrauch und damit den Fettabbau kaum steigern kann. Deshalb führt der Weg zum ‹Sixpack› leider über eine Dreierkombination aus Bauchmuskeltraining, fettverbrennendem Ausdauersport und gesunder, sprich fettarmer Ernährung.

43. Sport baut Alkohol schneller ab

Nein, das ist falsch. Alkohol wird zu 90 Prozent in der Leber abgebaut. Wie schnell das geschieht, hängt deshalb vor allem vom ‹Zustand› der Leber und darüber hinaus von Geschlecht, Alter, Gewicht und Fettanteil des Körpers ab. Sport hat auf die Geschwindigkeit des Alkoholabbaus keinen direkten Einfluss.

Wärmt Alkohol von innen?

Nein, das mag sich zwar so anfühlen, objektiv ist aber das Gegenteil der Fall: Alkohol wärmt nicht von innen, sondern lässt den Körper auskühlen. Wer allerdings im Winter beispielsweise im Fußballstadion steht und sich gegen die Kälte den einen oder anderen Glühwein genehmigt, friert zunächst wirklich weniger. Der Grund: Der Alkohol im Körper erweitert die Blutgefäße und leitet so das warme Blut aus dem Körperinneren in die äußeren Körperregionen. Hände und Füße fühlen sich meist schnell deutlich wärmer an.

Doch das Gefühl ist trügerisch. Gerade weil das warme Blut aus dem Körperinneren in Richtung Arme und Beine in die Haut fließt, kann die Wärme schneller an die kalte Umgebung abgegeben werden. Pro drei Gläser Glühwein sinkt die Körpertemperatur so um etwa ein halbes Grad. Während einem gesunden, warm angezogenen Menschen der eine oder andere Glühwein natürlich trotzdem nichts ausmacht, unterliegen Betrunkene mit deutlich mehr Alkohol im Blut der Gefahr einer Unterkühlung oder – im Extremfall, wenn sie ihren Rausch auf der Parkbank ausschlafen – sogar des Erfrierens.

44. Spazierengehen bringt in sportlicher Hinsicht nichts

Nein, das stimmt nicht. Verschiedene Studien und spezielle überwachte Fitnessprogramme, wie zum Beispiel das Programm ‹Köln unterwegs›, beweisen das Gegenteil: So sanken bei ‹Köln unterwegs› die Cholesterinwerte der Spaziergänger um 15 Prozent. Aber vor allem Sportanfänger profitieren vom Spazierengehen. Ihr Herz-Kreislauf-System wird schon bei dieser moderaten Belastung derart angeregt, dass der Körper mit einer Verbesserung seiner Leistung darauf antwortet. Spazierengehen mag deshalb nach nichts aussehen, hat aber doch einen nachweisbaren Trainingseffekt.

45. Vitamin C schützt Sportler vor Erkrankungen

Nein, auch das stimmt nicht. Richtig ist zwar, dass ein Mangel an bestimmten Vitaminen zu bestimmten Erkrankungen führen kann. Dass jedoch regelmäßige Extraportionen von Vitaminen generell Erkrankungen verhindern können, ist eine Fehlinformation. So konnte beispielsweise der angebliche Schutzeffekt von Vitamin C gegen Erkältungen bisher wissenschaftlich nicht bestätigt werden. Böse Zungen behaupten, diese Fehlinformationen würden absichtlich von Unternehmen verbreitet, die mit Vitaminen ihr Geld verdienen.

Auch dass sich Otto Normalsportler mit Extraeinheiten von Vitaminen versorgen sollte, ist Unsinn. Eher gilt sogar das Gegenteil: Eine ständige Überdosis von Vitaminen kann krank machen. Besonders Ausdauersportler sollten mit Vitamin C vorsichtig sein. Die gesundheitsfördernde Wirkung von körperlicher Bewegung kann durch die Einnahme von zusätzlichem Vitamin C sogar unterdrückt werden. Vitamin C bekämpft die beim Sport auftretenden freien Radikale und verhindert so, dass die körpereigene Abwehr gegen diese überhaupt erst in Gang gesetzt wird.

46. Während der Menstruation ist Sport tabu

Die Geschichte der Sportausreden ist eine Geschichte voller Missverständnisse. Und eines dieser Missverständnisse lautet: Während der Menstruation ist Sport tabu. Angeblich würden die mit der Regelblutung einhergehenden körperlichen Vorgänge die Belastbarkeit so weit drosseln, dass sportlich gesehen kaum Leistungen abgerufen werden könnten. Abgesehen davon würde Sport die Menstruation verstärken. Und schließlich kämen noch die Regelschmerzen und ein allgemeines Unwohlgefühl dazu.

Weltrekorde wurden an allen Tagen aufgestellt So weit die Ausreden, doch in Wahrheit muss man diese Aussagen zumindest relativieren: Bei drei Viertel aller Sportlerinnen hat körperliche Anstrengung keinen Einfluss auf die Menstruation, und aus medizinischer Sicht ist gegen Sport während dieser Zeit nichts einzuwenden. Der Blutverlust von rund 60 Millilitern schwächt den Kreislauf nicht. Häufig kann Sport sogar nützlich sein, wenn es darum geht, Regelschmerzen zu mildern. Und auch umgekehrt beeinflusst die Menstruation die sportlichen Leistungen grundsätzlich nicht. So sind sogar Weltrekorde von Frauen während ihrer Menstruation aufgestellt worden.

Das Leistungshoch liegt in der Zeit nach der Menstruation Trotzdem hängen sportliche Leistungsfähigkeit und Menstruation durchaus miteinander zusammen. So liegt das Leistungsoptimum von Sportlerinnen wegen des ansteigenden Östrogenspiegels und der einhergehenden stärkeren Ausschüttung des Stresshormons Noradrenalin eher in der Zeit nach der Regel. Besonders die Tage unmittelbar vor der nächsten Menstruation sind dann eine Phase der verringerten Leistungsfähigkeit. In dieser Zeit fällt es vielen Frauen schwerer, sich zu konzentrieren, und auch die Muskeln und Nerven ermüden besonders schnell. Wobei natürlich auch der Trainingszustand eine wichtige Rolle spielt: Je besser dieser ist, desto geringer sind die menstruationsbedingten Leistungseinbußen.

Die beste Strategie gegen PMS

Warum manche Frauen an PMS leiden und andere nicht, weiß derzeit niemand. Sicher ist nur: Das Prä-Menstruelle Syndrom hängt mit den Hormonumstellungen bei der Menstruation zusammen. Typische PMS-Beschwerden wie schmerzende Brüste, schlechte Stimmung, Heißhunger und Kopfschmerzen verschwinden deshalb oft, wenn mit Hilfe von Medikamenten in den Zyklus eingegriffen wird.

Rund 25 Prozent aller Frauen leiden allerdings regelmäßig an PMS, die meisten sind zwischen 20 und 40 Jahre alt. Oft fangen die Probleme 2 Wochen vor der Monatsblutung an und hören am zweiten Tag der Regel auf. Um PMS nicht als Schicksal akzeptieren zu müssen, könnte zum Beispiel so vorgegangen werden:

- Führen Sie einen Menstruationskalender mit Zeit, Dauer und den Umständen, unter denen Ihre Beschwerden aufgetreten sind. So kann Ihnen gegebenenfalls Ihr Arzt gezielter helfen.
- Machen Sie um Tiefkühltruhen und Fast-Food-Theken einen großen Bogen, und gehen Sie stattdessen auf den Wochenmarkt. Frisches Obst und Gemüse sind nicht nur gesund – sie hinterlassen auch das gute Gefühl, nicht zu viel gegessen zu haben.
- Eine Extraportion Kalzium, Magnesium oder Zink kann ebenfalls bei PMS helfen – muss es aber nicht. Probieren Sie es einfach aus.
- Koffein verstärkt möglicherweise die Beschwerden von PMS. Trinken Sie also weniger oder gar keinen Kaffee, Tee, Kakao oder Cola.
- Machen Sie einmal am Tag einen Spaziergang. Gehen Sie zum Beispiel zum Essen in ein Bistro ein paar Straßen weiter. Sport nach Feierabend ist erlaubt, solange Sie sich dabei keine Höchstleistungen abverlangen.
- Entspannen Sie sich abends. PMS-Beschwerden sind Einschränkungen, die auch starke Männer umhauen würden. Es

ist also okay, wenn Sie abends nur auf der Couch lümmeln und fernsehen.
- Gegen Bauchschmerzen hilft meist schon eine Wärmflasche auf dem Bauch oder ein heißes Bad. Lavendel- und Bergamotteöle können die Entspannung verstärken.
- Unternehmen Sie etwas mit Ihren Freunden, wenn Sie Lust dazu haben. Gehen Sie shoppen oder ins Kino. Spaß und gute Laune sind gute Mittel gegen PMS.
- Gehen Sie zum Arzt, wenn die Tricks nichts bringen. Es gibt viele pflanzliche und andere Medikamente gegen PMS-Beschwerden, darunter auch geeignete Schmerzmittel. Auch homöopathische Mittel und nicht zuletzt eine kurze Gesprächstherapie können gute Erfolge zeigen.

47. Alle Sportler brauchen Nahrungsergänzungsmittel

Viele Sportler glauben, dass sie irgendwelche Zusatzstoffe nehmen sollten. Gerade wenn das Training einmal etwas intensiver wird, können sie sich kaum vorstellen, dass es auch ohne gewisse ‹Nahrungsergänzungsmittel› gehen soll. Schließlich arbeitet der trainierende Körper mehr, da kann ein wenig mehr von all den wichtigen Substanzen ja nicht schaden. Oder?

Doch so klar ist das mit den ‹Nahrungsergänzungsmitteln› nicht. In dieser Frage gibt es weder unter Ärzten noch unter Sportlern Einstimmigkeit, man findet beide Extreme: Die einen raten unbedingt zu bestimmten Pillen und Pülverchen, um die Leistungsfähigkeit zu erhalten. Die anderen, darunter auch Profisportler, verzichten ganz auf solche Mittel. Lässt man aber die Ideologie beiseite, die bei diesem Thema wohl eine Rolle spielt, bleibt übrig: Freizeitsportler haben wissenschaftlich gesehen keinen höheren Nährstoffbedarf, weil sie schon bei normaler Ernährung genug Eiweiß, Vitamine und Mineralstoffe bekommen.

Leistungssportler können einen erhöhten Bedarf an Nährstoffen haben Anders sieht das allerdings bei Leistungssportlern aus. Sie können je nach Sportart und Trainingsintensität einen zusätzlichen Energieverbrauch von 2000 kcal pro Woche und mehr haben. Dann benötigen sie auch mehr Nährstoffe, weil ihnen die normale Ernährung nicht genug von dem liefert, was ihr Körper für die Energiegewinnung verbraucht.

Wenn Sie nicht einschätzen können, ob Sie noch Freizeitsportler oder schon Leistungssportler sind und doch Nahrungsergänzungsmittel brauchen, dann konzentrieren Sie sich zunächst auf eine Ernährung, in der Getreide, Milchprodukte, Obst, Gemüse, Brot, Kartoffeln, Reis, Nudeln, Fleisch und Seefisch regelmäßig vorkommen. Bei außergewöhnlichen Verlusten – etwa durch extremes Schwitzen – kann der Bedarf an Elektrolyten, Spurenelementen und Vitaminen erhöht sein. Dann sollten Sie sich aber von einem Sportmediziner oder Ernährungsexperten beraten lassen – und einfach mal ausprobieren, mit welchen Nahrungsergänzungsmitteln Sie sich besser fühlen.

Was bringt die Bestimmung von Vitaminen und Spurenelementen im Blut?

Hat man Ihnen schon einmal die ‹Bestimmung von Vitaminen und Spurenelementen› in Ihrem Blut angeboten? Und sollten Sie diese Untersuchung aus eigener Tasche bezahlen? Dann seien Sie besonders kritisch.

Die Bestimmung von Vitaminen und Spurenelementen im Blut wird gerne angeboten, um die Ursache für allgemeine ‹Befindlichkeitsstörungen› zu finden, für die es keine andere Erklärung gibt. Dazu wird nach einer Blutabnahme im Labor die Konzentration von Vitaminen und Spurenelementen in Ihrem Blut ermittelt. Je nach Umfang kostet der Test allerdings zwischen 300 und 400 Euro.

Sinnvoll ist eine solche selbst zu bezahlende Untersuchung jedoch nur in den seltensten Fällen – und die sollte dann Ihr Arzt oder Heilpraktiker auch genau erläutern können. Wenn Sie allerdings wirklich Beschwerden haben, die auf ein Problem im Stoffwechsel von Vitaminen oder Spurenelementen hindeuten, kommt die gesetzliche Krankenkasse ohnehin für alle erforderlichen Untersuchungen auf. Ohne den klaren Verdacht ähnelt die Bestimmung von Vitaminen und Spurenelementen im Blut dem ‹Fischen im Trüben› und ist Ihr Geld nicht wert.

48. Sport trainiert auch das Gehirn

Nein, von einem Training des Gehirns durch Sport kann keine Rede sein. Die Intelligenz verbessert Sport also nicht. Zumindest fehlen hierfür die wissenschaftlichen Nachweise. Viele Mediziner und Hirnforscher gehen zwar grundsätzlich davon aus, dass Sport allgemein auf den Körper und damit auch auf das Gehirn einen positiven Einfluss hat, weil dieses durch die körperliche Aktivität noch besser mit Sauerstoff versorgt wird – aber mehr ist dazu bisher nicht bekannt. Immerhin: Wenn Sport der Gesundheit und damit der körperlichen Leistungsfähigkeit dient, dürfte nach den Gesetzen der Logik auch das Gehirn etwas davon abbekommen.

Wie Essen unser Gehirn beeinflusst

Zugegeben: Warum ein teigiger Klumpen aus rund 100 Milliarden Nervenzellen, einigen Hundert Gramm Proteinen, Fetten und Kohlenhydraten sowie winziger Mengen von Botenstoffen schneller ist, als der modernste High-Tech-Chip der Welt zu rechnen vermag, zudem Opern komponieren, Schuhe zubinden, Angst haben und sich an das Gesicht der Sandkastenliebe erinnern kann – das versucht man immer noch zu entschlüsseln. Sicher ist bisher nur, was diese merkwürdige Skulptur mit Namen Hirn braucht, damit es das alles immer wieder zuverlässig hinbekommt: Essen! Und zwar regelmäßig und bitte ohne lange Pausen zwischen den Gängen.

Echtes ‹Brainfood› muss nicht teuer sein

So kompliziert, wie sich das Gehirn sonst gibt – sehr anspruchsvoll bei der Auswahl seines Lieblingsessens ist es nicht. Und so gibt es die Grundzutaten für ‹Brainfood› im Supermarkt: Obst, Gemüse und Fisch liefern jenen Strauß aus Vitaminen, Mineralien und hochwertigen Fettsäuren, die das Gehirn so dringend braucht wie ein Motor das Öl und die Zündfunken. Vollkornprodukte wie Brot und Müsli dagegen versorgen es mit Kohlenhydraten, die im Körper nach und nach zu Glukose umgewandelt werden. Sie sind für das Gehirn die wichtigste Energiequelle.

Denn sobald weniger als 60 mg/dl Glukose im Blut schwimmen – etwa eine Nadelspitze Puderzucker in einem Senfglas –, leiert das Gehirn wie ein batterieschwacher iPod: Zittern, Schwitzen und Heißhunger sind Hinweise, dass das Gehirn sofort mehr Glukose braucht. Denn ohne eine ausreichende Menge davon bleiben die Gehirnzellen stumm und dumm, bis sie mangels Energie absterben wie Motoren ohne Kraftstoff.

Die Menge macht einen Unterschied

Getrost vergessen dagegen darf man jene Pillen und Säfte, von denen die Hersteller gerne behaupten, dass sie intelligenter machen würden. Oft enthalten diese Präparate nur Zucker oder Vitamine. Damit haben sie auf das Gehirn in etwa den gleichen Einfluss wie ein Stück Obsttorte. Nur dass sie wesentlich teurer sind.

Wer auch im hohen Alter noch schneller rechnen will, als die Kassiererin im Supermarkt tippt, sollte aber nicht nur beachten, was er isst, sondern auch, wie viel. Statistiken zeigen, dass in Ländern, in denen die Menschen gerne ohne Blick auf die Kalorienmengen drauflosfuttern, die Leistung des Durchschnittsgehirns eher niedrig ist.

Und so essen Sie sich schlau:

1. Essen Sie nicht wie ein Bauarbeiter, wenn Sie den ganzen Tag am Schreibtisch sitzen. Ihr Körper und Ihr Gehirn brauchen weniger Kalorien. Alles Überflüssige an Nahrung belastet zunächst Ihren Kreislauf und erschwert damit auch das Denken.
2. Essen Sie regelmäßig – ob drei große oder fünf kleine Mahlzeiten, ist egal. Entscheidend ist, dass Sie ‹langfristige Kohlenhydrate› zu sich nehmen, wie sie zum Beispiel in Vollkornbrot stecken. Ohne den regelmäßigen Zufluss von Glukose aus diesen Kohlenhydraten schlaffen die Gehirnzellen frühzeitig ab.
3. Wenn Sie naschen wollen, dann ein oder zwei Hände voll Nüsse. Sie enthalten mehrfach ungesättigte Fettsäuren sowie Vitamine der Gruppen E und B und erhöhen so am ehesten die Konzentration und Lernfähigkeit. Zwar sind Nüsse kalorienreich, doch als Snacks sind sie allemal besser geeignet als Chips, Gummibärchen oder Schokolade.

4. Wenn Sie einmal einen Durchhänger haben: Kurzfristig macht ein Täfelchen Traubenzucker das Gehirn für einige Momente leistungsfähiger. Traubenzucker gilt als ‹schnelle Glukose›, weil er direkt in die Gehirnzellen gelangt und dort wie ein biologischer ‹Raketentreibstoff› wirkt.
5. Trinken Sie regelmäßig! Denn während man den Durst noch nicht spürt, verursacht schon ein leichter Flüssigkeitsmangel Konzentrationsprobleme. Tipp: Stellen Sie sich eine Flasche Wasser auf Ihren Schreibtisch, und trinken Sie alle 30 Minuten ein kleines Glas davon.

49. Kalte Getränke beim Sport kühlen den Körper

Nein, das klingt logisch, ist aber ganz falsch. Kalte Getränke würden höchstens ein subjektives Gefühl des Abkühlens vermitteln. Den Körper tatsächlich kühlen würden sie aber nicht. Es ist sogar genau umgekehrt.

Bei Hitze und nach dem Sport sollte man deshalb idealerweise warme Getränke wie zum Beispiel warmen Tee trinken. Tee drosselt durch die zugeführte Wärme die Körpertemperatur und kühlt so auch den Kreislauf so weit herunter, dass man ein Gefühl der Abkühlung wahrnimmt. Auf kalte Getränke bei Hitze reagiert der Körper dagegen eher mit zusätzlichen Hitzeschüben. Der Grund: Das kalte Getränk täuscht dem Körper vor, die Temperatur erhöhen zu müssen, weil es ja ‹kalt› ist.

Trinktipps bei Hitze

- *Grüner Tee bei Sonnenbrand.* Bei Sonnenbrand kann das Trinken von grünem Tee für Linderung sorgen. Die in grünem Tee enthaltenen Polyphenole mildern die Hautrötung und schützen die Zellen vor schädlicher UV-Strahlung. Grüner Tee wirkt aber nur unterstützend, er kann Sonnenbrand nicht verhindern.
- *Rooibostee beim Sport.* Über drei Liter Schweiß können selbst Otto Normalsportler pro Stunde verlieren. Bereits ein Flüssigkeitsverlust von nur zwei Prozent des Körpergewichts beeinträchtigt allerdings schon die Leistungsfähigkeit. Der südafrikanische Rooibostee ist reich an Elektrolyten und eignet sich daher neben Mineralwasser sehr gut zum Auffüllen der Mineralstoffdepots bei großer Hitze.
- *Eistee gegen Hitzestress.* Eistee ist schnell zubereitet und eine gute kalorienfreie Alternative zu süßen Limonaden. Schwarzer Tee eignet sich als Eisteegrundlage. Wichtig dabei: den noch heißen Tee in ein mit Eiswürfeln gefülltes Gefäß gießen. Durch die schnelle Schockabkühlung bleiben die Inhaltsstoffe und Aromastoffe erhalten. Schwarzer Tee soll außerdem stressabbauend wirken.
- *Richtig trinken.* Besonders gut verträglich sind kleine Flüssigkeitsmengen, wobei beim Sport die Getränke nicht zu kalt sein sollten. Außerdem sollte man nicht alles auf einmal trinken, sondern für eine regelmäßige Flüssigkeitsaufnahme sorgen. Auch wichtig: Nicht so lange warten, bis der Durst kommt. Dann ist es meist schon zu spät für eine optimale Leistungsentfaltung. Zwischen den Trainingseinheiten sollte deshalb der Flüssigkeitsverlust sofort wieder aufgefüllt werden. Das sorgt für einen fitten Einstieg ins nächste Training.

50. Sportler brauchen weniger Schlaf

Nein, das ist falsch. Richtig ist zwar, dass mit regelmäßigem Sport die allgemeine Leistungsfähigkeit des Körpers ansteigt. Doch daraus lässt sich nicht folgern, dass Sportler weniger Schlaf benötigen, um am nächsten Morgen wieder fit zu sein. Eher ist sogar das Gegenteil der Fall. Denn während des Schlafes regeneriert der Körper sich und ‹repariert› dabei alles, was am Tage stark in Anspruch genommen wurde. Deshalb schüttet er im Schlaf auch vermehrt Wachstumshormone aus, mit deren Hilfe er dann beispielsweise neue Knochenmaterialien einbaut, die Zellen und Muskelfasern wachsen lässt, das Immunsystem überholt und sich so quasi über Nacht für den nächsten Tag wieder fit macht. Besonders für Sportler bedeutet das jedoch eine Schlafdauer von mindestens acht Stunden. Dabei ist wie bei allen Menschen in erster Linie der Tiefschlaf wichtig, weil in dieser Phase die wichtigen Wachstumshormone ausgeschüttet werden.

Wie viel Schlaf braucht der Mensch?

Der durchschnittliche Bedarf an Schlaf nimmt mit dem Lebensalter immer weiter ab. So wechseln Schlaf- und Wachphasen bei einem Säugling im Abstand von etwa vier Stunden, und auch im Alter von drei Jahren beträgt der Schlafbedarf noch nahezu zwölf Stunden. Ein zehnjähriges Kind benötigt in der Regel etwa zehn Stunden und junge Erwachsene nur noch acht Stunden Schlaf. Im mittleren Lebensalter reichen schließlich sieben Stunden aus, um am nächsten Morgen frisch und munter aus den Federn zu steigen. Ältere Menschen benötigen schließlich im Durchschnitt oft nur sechs Stunden Nachtruhe. Offensichtlich brauchen die Menschen aber ganz allgemein immer weniger Schlaf. So hat Statistiken zufolge der Schlafbedarf gesunder Menschen in Deutschland in den letzten drei Jahrzehnten um bis zu 30 Minuten pro Nacht abgenommen.

51. Sport verhindert den Jo-Jo-Effekt

Nein, so ist das leider nicht korrekt. Sport alleine kann den Jo-Jo-Effekt nicht ganz verhindern. Denn der Jo-Jo-Effekt ist das Ergebnis einer Vorsichtsmaßnahme des Körpers. Während einer Diät hat der Körper nämlich gelernt, mit weniger Kalorien auszukommen. In einer Art Notbetrieb versucht er, aus den wenigen Kalorien mehr herauszuholen, und benötigt deshalb auch nach der Diät weiterhin weniger Energie. Sobald man schließlich wieder normal isst, nimmt der Körper dies jedoch dankbar an und füllt damit die Fettdepots besonders rasch wieder auf. Ganz schnell sind schließlich die verlorenen Pfunde wieder drauf.

Stellen Sie Ihre Ernährung um, und machen Sie regelmäßigen Ausdauersport Der Ausweg aus diesem Dilemma sind eine dauerhafte Umstellung auf eine gesunde, fettärmere Ernährung und regelmäßiger Ausdauersport. Denn der Körper holt sich nach einer gewissen Zeit, in der man regelmäßig Sport getrieben hat, die benötigte Energie vermehrt aus den Fettreserven statt aus den Kohlenhydratreserven des Körpers. Wenn nun aber der Körper erst das Fett verbrennt und sich die Kohlenhydrate aus der Nahrung für später ‹aufhebt›, nimmt er nicht so leicht wieder zu. Außerdem signalisiert diese Reihenfolge der Energieverwertung dem Gehirn ein Sättigungsgefühl. Die Folge: Der Körper gewöhnt sich an das neue Gewicht, der Notbetrieb ist vergessen.

Die Leckerheiten-Austauschtabelle

Seien Sie nicht zu streng mit sich, und verzeihen Sie sich auch bei einer gesunden Ernährung ab und zu kleine Disziplinlosigkeiten. Diese kleine Austauschtabelle enthält Anregungen, wie Sie Kalorien sparen können, ohne dabei auf allzu viel Leckeres zu verzichten:

- Für ein Croissant können Sie etwa 12 Rosinenbrötchen essen.
- Für eine Kugel Sahneeis sind etwa drei Kugeln Wassereis erlaubt.
- Vier Pralinen bringen es in etwa auf so viele Kalorien wie sechs Bananen.
- Für eine Tafel Schokolade können Sie zwei normal große Ananas essen.
- Einem Stück Bienenstich entsprechen etwa zwei Stück Apfelstrudel.
- Eine normal belegte Pizza enthält etwa so viel Kalorien wie zwei Cheeseburger.
- Ein Döner entspricht ungefähr einer mittelgroßen Tüte englischer Weingummis.

Vorsicht vor Fettfallen!

Die tägliche Fettaufnahme einzuschränken ist gar nicht so einfach. Denn nur selten sieht man den Fettgehalt so klar wie bei Butter oder fettem Speck. Ungeahnte Fettmengen verstecken sich beispielsweise in Wurst und Käse. Die Devise lautet daher: Brot dick schneiden, Belag dünn. Auch bei der Herstellung von Keksen, Kuchen, Schokolade und anderen Knabbereien wird an Fett selten gespart. Tückisch sind außerdem Saucen, Gratins und all die Gerichte, die mit reichlich Käse und Sahne verfeinert werden.

52. Krafttraining macht aus Fett Muskeln

Nein, das ist wirklich Unsinn. Sport kann Fettzellen nicht in Muskelzellen verwandeln. Höchstens kann ein gezieltes Training dafür sorgen, dass Muskelzellen größer werden. Und mit den Fettzellen passiert bestenfalls das Gegenteil: Sie schrumpfen in sich zusammen, etwa wie ein Luftballon, aus dem die Luft entweicht. Die Zellen bleiben zwar im Körper erhalten, da jedoch das Fett durch das Training verbrannt wird, sind sie nicht mehr so aufgebläht und fallen weniger auf. Die Zahl der Fettzellen bleibt aber gleich. Die einzige Möglichkeit, Fettzellen für immer loszuwerden, wäre tatsächlich durch eine Fettabsaugung.

53. Sport entschlackt

Unsinn! Was sind überhaupt Schlacken? Schlacken entstehen für gewöhnlich nur bei der Produktion von Roheisen oder Stahl. Fälschlicherweise wird der Begriff allerdings auch im Zusammenhang mit Fasten oder mit Sport gebraucht. Das klingt dann, als wäre der Körper voller kleiner Giftmülldeponien und Schmutzwasserpfützen – die man natürlich unbedingt loswerden muss.

Doch so etwas wie Schlacken existiert im menschlichen Organismus nicht. Leber, Nieren, Darm und Schweißdrüsen sind ja bereits die perfekte körpereigene Müllabfuhr. Der Begriff Entschlacken im Zusammenhang mit Fasten oder Sport ist wahrscheinlich eine Erfindung von angeblichen Experten. Vermutlich wollten sie damit die scheinbaren Vorteile einer Methode besonders eindringlich beschreiben. Böse Zungen lästern allerdings, dass man so auch den Verkauf von Entschlackungsliteratur und so manche fragwürdige Therapie ankurbeln könnte. Aber wie dem auch sei: Wissenschaftlich korrekt ist die Sache mit den vermeintlichen Schlacken natürlich nicht, doch für viele Menschen klingt das Märchen mit den Schlacken so plausibel, dass sie gerne daran glauben. Immerhin: Wenn man etwas loswerden will, was es nicht gibt, kann das auch keinen Schaden anrichten.

54. Alkohol nach dem Sport ist ungesund

Nein, das kann man so nicht sagen. Ein Bier nach dem Sport gibt dem Körper einen guten Teil der durch das Schwitzen beim Sport verloren gegangenen Mineralien wie Kalium zurück. Außerdem enthält Bier auch Kohlenhydrate und Eiweiße, also Stoffe, die beim Sport ebenfalls verstoffwechselt wurden. Und nicht zuletzt enthält Bier mehrere Vitamine, unter anderem solche, die die Nerven und das Gehirn gut gebrauchen können.

Allerdings enthält Bier in der Regel auch Alkohol, der in doppelter Hinsicht nicht ideal für den Organismus ist. Denn zum einen ist Alkohol relativ kalorienreich – mit nur zwei Bieren könnte man also die gerade beim Sport verloren gegangene Kalorienmenge wieder aufnehmen. Und zum anderen schadet Alkohol ab gewissen Mengen nun einmal eher, als er nützt. Deshalb sollte man die Alkoholmenge nach dem Sport auf 0,5 Liter Bier für Männer und 0,25 Liter für Frauen begrenzen.

55. Sport stärkt die Abwehrkräfte

Das klingt auf den ersten Blick natürlich logisch: Sport ist bekanntlich allgemein gut für den Körper, und deshalb muss er eigentlich auch die Abwehrkräfte, also das Immunsystem, stärken. Das stimmt jedoch nicht ganz. Richtiger wäre es zu sagen: Sport stärkt nicht automatisch das Immunsystem. Es kommt dabei auf die Intensität des Sports an. Die Gleichung ‹je mehr Sport, desto kräftiger das Immunsystem› gilt nicht.

Verschiedene Studien haben gezeigt, dass moderater Ausdauersport wie regelmäßiges Joggen oder Walken die Konzentration und die Qualität der Abwehrzellen im Körper ansteigen lässt. Und das wirkt sich natürlich positiv auf die Abwehrfähigkeit des Körpers gegenüber Krankheitskeimen und Krebszellen aus. Viele Ausdauersportler sind deshalb auch in den kalten Jahreszeiten selten erkältet.

Das Immunsystem sollte die Chance haben, sich zu erholen Eine regelmäßige hohe körperliche Belastung wie sie etwa Leistungssportler haben, steigert die Kraft des Immunsystems dagegen allenfalls kurzfristig. Mit zunehmender Erholung wird das Immunsystem dann wieder schwächer und der Organismus dadurch besonders anfällig für Infekte. Otto Normalsportler sollten deshalb nach dem Sport genug Zeit für die Erholung ihres Körpers inklusive des Immunsystems einplanen. Bei Ausdauersportarten wie Laufen, Walken, Schwimmen oder Radfahren wären nach jedem Training 24 bis 36 Stunden Sportpause ideal. Bei Sportarten, die einen gewissen Anspruch an eine gute Koordinationsfähigkeit haben, wie Tennis, Squash oder Skifahren, sowie bei einem ausgiebigen Krafttraining sollten es sogar drei bis vier Tage sein.

So funktioniert unser Immunsystem

Unser Immunsystem funktioniert so einfach wie genial: Entdeckt es einen Krankheitserreger, macht es ihn unschädlich und merkt sich, wie der gefährliche Eindringling aussieht. Wird der Körper später erneut von dem Erreger belästigt, hat das Immunsystem schon eine perfekt organisierte Armee von Antikörpern parat. Bevor der Erreger Schaden anrichten kann, ist er schon vernichtet. Und so arbeitet unser Immunsystem im Detail:

Das Immunsystem ist die Polizei des Körpers. Es besteht hauptsächlich aus einer speziell ausgebildeten und gut trainierten Truppe von Milliarden von Abwehrzellen. Sie haben rund um die Uhr Dienst und rücken bei Bedarf blitzschnell aus, um zu bekämpfen, was dem Körper schaden könnte. Besonders viele dieser ‹Polizisten› befinden sich auf der Haut, den Schleimhäuten und im Magen-Darm-Trakt. Denn von dort aus befallen Krankheitserreger wie Viren und Bakterien den Körper am häufigsten.

Die Abwehrzellen werden auch ‹weiße Blutkörperchen› genannt. Ein Teil dieser weißen Blutkörperchen ist darauf spezialisiert, die Erreger direkt zu zerstören; sie werden deshalb sinnigerweise ‹Fresszellen› genannt. Ein anderer Teil sind die Lymphozyten. Sie sind die Spezialisten für die Herstellung spezieller Abwehrstoffe, der Antikörper. Je nach Bedarf bilden die Lymphozyten verschiedene Antikörper für verschiedene Krankheitserreger.

Neben den weißen Blutkörperchen hat das Immunsystem aber noch mehrere andere wichtige Mitarbeiter:

- Die Haut und die Schleimhaut bilden für das Immunsystem den äußeren Verteidigungsring, sozusagen den Schutzmantel des Körpers. Zunächst erschwert der ganz normale Schweiß auf der Haut den Krankheitserregern, sich dort anzusiedeln und später in den Körper einzudringen. Dabei helfen dem Immunsystem auf der Haut sitzende nützliche Bakterien, die nicht krank machen.
- Auch die Tränenflüssigkeit ist ein wichtiger Mitarbeiter des Immunsystems. Sie enthält Stoffe, die die Ansammlung von Krankheitserregern auf der Oberfläche des Auges verhindert.
- Auf der Schleimhaut unserer Atemwege gibt es zahlreiche Flimmerhärchen. Sie bewegen sich ständig wie eine Welle. Auf diese Weise wirken sie Schadstoffpartikel entgegen, die aus der Atemluft in die Lunge gelangen könnten.
- Der Speichel im Mund und die Magensäure verhindern, dass schädliche Bakterien über unsere Nahrung in den Körper gelangen.
- Auch das Lymphsystem gehört zum Immunsystem. Dazu zählen hauptsächlich die Lymphgefäße, die Lymphknoten, die Rachenmandeln und die Milz. In den Lymphknoten beispielsweise sitzen Fresszellen und Lymphozyten, die die Krankheits-

keime selbst zerstören oder diese mit Antikörpern bekämpfen. Bei einer Erkrankung schwellen die Lymphknoten oft an, was bedeutet, dass sie jetzt besonders viel zu tun haben.
- Im Darm sitzen ebenfalls Bakterien, die das Immunsystem dabei unterstützen, Krankheitserreger auszuschalten.

Um kräftig und stets einsatzbereit bleiben zu können, arbeiten alle diese Teile reibungslos zusammen. Zum Immunsystem gehören deshalb auch Stoffe, über die sich die Abwehrzellen untereinander austauschen und ihre Strategie abstimmen. Diese Stoffe werden auch als Botenstoffe bezeichnet. Überhaupt ist das Immunsystem in ein großes Regelwerk eingebettet, zu dem auch die Psyche gehört. So wird verständlich, dass uns zum Beispiel eine Erkältung oft dann erwischt, wenn es uns seelisch einmal nicht so gut geht.

Überwinden Krankheitserreger die Haut oder Schleimhaut, schlägt das Immunsystem Alarm. Sofort werden mehr und mehr weiße Blutkörperchen und Antikörper hergestellt, um die eingedrungenen Krankheitserreger unschädlich zu machen. Weil das Immunsystem eine Art Gedächtnis hat, hält es für jeden ihm bekannten Krankheitserreger eine kleine Armee Antikörper einsatzbereit. Sollte der Erreger einmal in Massen auftauchen – zum Beispiel bei einer schweren Infektion –, kann es sofort noch mehr Antikörper herstellen und die Armee damit vergrößern.

Ein übereifriges Immunsystem lässt Allergien entstehen

Für gewöhnlich bekämpft das Immunsystem nur gefährliche Eindringlinge. Die ‹harmlosen Besucher› lässt es in Ruhe. Warum das Immunsystem dennoch mitunter gegen friedliche Baumpollen und andere Harmlosigkeiten vorgeht und so Allergien auslöst, ist nicht vollständig geklärt. Möglicherweise haben die hohen Hygienestandards in unserer industrialisierten Welt das Immunsystem teilweise arbeitslos gemacht – und es sucht sich deshalb neue Ziele.

Impfungen unterstützen das Immunsystem, wo es selbst nicht mehr kann

Manche Erkrankungen sind allerdings so stark, dass auch das stärkste Immunsystem damit überfordert wäre. Für diesen Fall gibt es Impfungen. Mit Impfungen können schwere Erkrankungen wie Wundstarrkrampf, Kinderlähmung oder Diphtherie weltweit stark verringert werden. Es gibt zwei Arten von Impfung:

- Bei der passiven Impfung werden dem Körper fremde, von Menschen oder Tieren stammende Abwehrstoffe direkt zugeführt. Dabei kann es sich zum Beispiel um Antikörper gegen Viren oder auch gegen tierische Gifte, wie zum Beispiel das einer Spinne, handeln.
- Bei der aktiven Impfung erhält der Körper abgeschwächte oder abgetötete Krankheitserreger. Das Immunsystem nutzt diese sozusagen als Blaupause, um Abwehrkräfte dagegen aufzubauen. Dringt irgendwann einmal der richtige, kräftige Erreger in den Körper ein, hat das Immunsystem schon vorgesorgt. Die aktive Impfung wird auch Schutzimpfung genannt, zum Beispiel gegen Tetanus, Polio oder Diphtherie.

56. Wenn man keinen Sport mehr macht, droht ein Sportlerherz

Nein, es ist eigentlich sogar genau andersherum: Wer intensiv Sport treibt, bekommt überhaupt erst ein ‹Sportlerherz›. Als Sportlerherz oder Athletenherz wird die Vergrößerung des Herzens durch körperliches Training bezeichnet. Besonders intensiver Ausdauersport wie Laufen und Radfahren führen nach einer gewissen Zeit automatisch zu einem Sportlerherz.

Ein Sportlerherz ist eine normale Sache So gesehen, ist ein Sportlerherz im Grunde nicht krankhaft. Im Gegenteil: Intensives körperliches Training vermehrt grundsätzlich die Muskelmasse, und zwar nicht nur in den Armen, Beinen und dem Bauch, sondern auch im Herzmuskel. Die Vergrößerung seines Muskels ist also die Antwort des Herzens auf eine stärkere, über eine gewisse Zeit andauernde Belastung. Die durch den Sport herbeigeführte Herzvergrößerung für den Sportler birgt jedoch im Grunde kein Gesundheitsrisiko.

Ein gesundes Herz kann nicht müde werden Überhaupt ist der beste Weg, die Leistungsfähigkeit des Herzens zu verbessern, regelmäßiger Ausdauersport. Und dabei darf es ruhig ordentlich zur Sache gehen: Ein gesundes Herz kann auch bei größter Belastung nicht ermüden. Die ‹allgemeine körperliche Erschöpfung› beim Sport ist immer durch das Ende der körperlichen Leistungsreserven bedingt. Allerdings hat auch das kräftigste Herz seine Grenzen. Bei einer ungefähren Pulsrate von 220 Schlägen pro Minute minus Lebensalter erreicht die Arbeitsleistung des Herzens ihr Limit. Aber nicht, weil der Herzmuskel nicht noch schneller pumpen könnte. Oberhalb einer Pulsrate von 220 reicht jeweils die Zeit zwischen den Herzschlägen für eine komplette Füllung der Herzkammern mit Blut einfach nicht mehr aus. Das Pumpvermögen des Herzens nimmt dann automatisch ab, das Herz arbeitet ‹unökonomisch›.

Ein sportlich gefordertes Herz verstärkt sich automatisch Es bleibt dem Herzen also quasi nichts anderes übrig, als sich auf eine steigende Belastung durch einen gewissen Größenzuwachs anzupassen. Das Herz eines Hochleistungssportlers kann im Extremfall deshalb fast doppelt so groß sein wie das Herz eines Nichtsportlers. Weil ein auf Höchstleistungen getrimmtes Herz dann mit jedem Schlag bis zu 100 Prozent mehr Blut durch den Körper pumpen kann, muss es weniger häufig schlagen und kann trotzdem mehr leisten. Herzfrequenzen von 40 Schlägen pro Minute in Ruhe sind bei Hochleistungssportlern aus diesem Grund keine Seltenheit. Eine Tour de France im Fahrradsattel oder ein Triathlon sind überhaupt nur wegen dieser Anpassungsfähigkeit des Herzens möglich.

Für Otto Normalsportler spielt das Sportlerherz keine Rolle Auch wenn ein gesundes Herz durch Hochleistungssport nicht zu schädigen ist: Die Phase des sogenannten Abtrainierens nach der aktiven Laufbahn kann beim Hochleistungssportlerherz allerdings bis zu einem Jahr dauern. Im Freizeitsport spielt ein solches Sportlerherz allerdings keine Rolle. Das optimal trainierte Herz von Otto Normalsportlern zeigt seine verbesserte Leistungsfähigkeit nicht durch einen Größenzuwachs, sondern in erster Linie durch eine niedrigere Pulsrate. Aber auch das ist gut: Sinkt zum Beispiel die Herzfrequenz bei gleichbleibender Ausdauerbelastung um zehn Prozent, sind das pro 24 Stunden über 10 000 Herzschläge weniger. Und das zeigt, dass das trainierte Herz ökonomischer arbeitet.

57. Frauen können nicht Armdrücken

Völlig falsch! Denn erstens darf die Frage gestellt werden: Warum sollte eine Frau nicht auch Armdrücken oder ‹Armwrestling› können? Und zweitens: Noch während der Entstehungsphase dieses Buches kam die Meldung herein, dass die aktuelle Weltmeisterin im ‹Armwrestling› Petra Spatz aus Hanau ist. Dafür musste sie bei der WM in Las Vegas in fünf Kämpfen in ihrer Klasse bis 70 Kilo 15 Rivalinnen unter anderem aus der Ukraine, Russland und Schweden besiegen. Was im Übrigen belegt, dass Weltmeisterin Spatz nicht die einzige Armdrückerin weltweit ist.

Und dabei ist Petra Spatz noch nicht einmal eine exotensportliche Eintagsfliege: Sie gewann den WM-Titel bereits zum achten Mal in ihrer Karriere und besitzt nun insgesamt 15 WM-Medaillen. Außerdem ist sie noch Bundestrainerin der deutschen Mannschaft im Armwrestling. Um immer wieder ihren Titel zu verteidigen, trainierte sie drei Stunden täglich an sechs Tagen in der Woche über sechs Monate hinweg.

58. Kraftsportler brauchen besonders viel Eiweiß

Muskeln brauchen Eiweiß, damit sie wachsen können und kräftiger werden. Je mehr Eiweiß sie bekommen, desto schneller wachsen sie und desto größer werden sie dann. Zugegeben, die kleine Aneinanderreihung von Argumenten klingt durchaus logisch. Doch auch wenn die Hersteller von Eiweißpräparaten für Kraftsportler sowie manche Kraftsportler selbst das vermutlich nicht gerne hören: Diese Aussage ist falsch. Eine simple Rechnung zeigt, warum das so ist:

Wir nehmen eher mehr Eiweiß zu uns, als wir brauchen Ein Kraftsportler – zum Beispiel ein Gewichtheber oder ein Bodybuilder – benötigt im Durchschnitt etwa 0,8 Gramm Eiweiß pro Kilogramm Körpergewicht pro Tag. Das macht bei einem 100 Kilo schweren Mann einen täglichen Eiweißbedarf von 80 Gramm. Selbst ein Hochleistungs-Kraftsportler braucht also nur rund 0,1 Gramm pro Kilogramm Körpergewicht pro Tag mehr als ein Durchschnittsmensch. Für diesen relativ geringen Extrabedarf sind Eiweißpräparate nicht erforderlich. Und auch das zeigt eine einfache Rechnung: In Deutschland nimmt jeder Mensch im Durchschnitt 1,3 Gramm Eiweiß pro Kilogramm Körpergewicht pro Tag mit seiner normalen Nahrung zu sich – was deutlich mehr ist, als selbst Profisportler für ihren Muskelaufbau brauchen würden.

Das ständige Überangebot an Eiweiß kann den Nieren schaden Wer glaubt, dass ein wenig Extra-Eiweiß nicht schaden kann, liegt falsch. Denn eine regelmäßig zu hohe Eiweißzufuhr kann tatsächlich Probleme verursachen. Überschüssiges Eiweiß verstoffwechselt der Körper zu Harnstoff und scheidet es dann über die Nieren wieder aus. Studien zeigen, dass viele Kraftsportler pro Tag mehr als doppelt so viel Harnstoff ausscheiden wie Normalsportler. Weil ihre tägliche Urinproduktion jedoch nicht im gleichen Verhältnis steigt, werden die Nieren übermäßig stark mit Harnstoff belastet. Über viele Jahre könnte das schließlich zu Nierenproblemen führen.

10 gesunde Fakten zum Kraftsport

- Muskeltraining ist fast in jedem Alter geeignet, um Muskelkraft aufzubauen und zu erhalten. Ob Sie dadurch zum Muskelprotz werden oder sich einfach nur gut fühlen, hängt von der Art und der Intensität Ihres Trainings ab.
- Besonders wichtig ist es, langsam anzufangen. Beginnen Sie mit niedrigen Gewichten. Und gönnen Sie Ihren Muskeln nach jedem Training ein bis zwei Tage Ruhe.
- Kinder zwischen 11 und 15 sollten bis zum Ende der Pubertät beim Training nur maximal ihr Körpergewicht einsetzen. Also zum Beispiel Liegestütz oder Klimmzüge machen. Schweres Krafttraining mit Geräten oder Hanteln würde ihr Wachstum stören (siehe auch Fitness-Irrtum 12).
- Ab 16 Jahren kann das Muskeltraining an Geräten und Hanteln langsam losgehen. Übungen für die Rumpfmuskeln sind jetzt besonders gut, um die Wirbelsäule zu stützen und Haltungsschäden vorzubeugen. Ab etwa 18 Jahren kann der Körper voll belastet werden.
- Idealerweise wird das Muskeltraining unter Aufsicht eines gut ausgebildeten Trainers gemacht. Er sorgt dafür, dass vor allem der Knochenbau nicht unter dem Training leidet.

- Ab dem 25. Lebensjahr nimmt die Muskelmasse wieder ab. Wer jetzt keinen Sport macht, könnte Rückenprobleme und unter Umständen sogar einen Bauch bekommen. Mit gezieltem Muskeltraining lässt sich das aber aufhalten und sogar umkehren.
- Ein Irrtum ist, dass Übergewichtige kein Muskeltraining machen sollen, weil sie dann noch schwerer würden: Mit fünf Pfund zusätzlicher Muskelmasse verbrennt der Körper auch ohne Extra-Training alle zwei Wochen rund ein Pfund Fett.
- Zwischen dem 40. und 50. Lebensjahr sind die Muskeln nicht mehr so belastbar wie in jüngeren Jahren. Regelmäßiges Muskeltraining tut jetzt nicht nur den Muskeln gut, sondern auch den Knochen. Sie werden dadurch fester – was Osteoporose (Knochenschwund) vorbeugt.
- Zwischen dem 50. und 60. Lebensjahr sollten die Gelenke und die Wirbelsäule nicht mehr allzu stark belastet werden. Ein leichtes Muskeltraining reicht, um Kraft und Koordinationsfähigkeit zu erhalten.
- Mit Muskeltraining wird nicht so viel Fett verbrannt wie durch Ausdauertraining. Am besten, man macht von beidem gleich viel. Zum Beispiel Montag Muskeltraining, Dienstag Laufen, Radfahren oder Schwimmen, Mittwoch Pause, Donnerstag geht es mit Muskeltraining weiter und so fort.

Wie die Kraft aus der Nahrung in den Muskel kommt

Ohne Nahrung gibt es keine Kraft. Die Muskeln müssen deshalb – neben dem Sauerstoff aus der Atemluft – auch mit Nährstoffen versorgt werden, damit sie ihre Aufgaben bewältigen können. Erst die Energie aus der Nahrung macht es den Muskeln möglich, zu ‹arbeiten› und so dafür zu sorgen, dass der Mensch zum Beispiel Sport treiben kann. Doch der Weg vom Müsli zur Marathon-Energie ist weit.

Als Energiequelle dienen den Muskeln in erster Linie die Kohlenhydrate. Sie kommen in fast allen Nahrungsmitteln vor und halten sich in körpereigenen Speichern wie zum Beispiel der Leber und den Muskeln selbst für ihren Einsatz bereit. Über den Blutkreislauf gelangen die Kohlenhydrate dorthin, wo man sie gerade braucht – bei Sportlern besonders in der Muskulatur. Die Energie für die Muskeln entsteht schließlich aus der chemischen Reaktion zwischen Kohlenhydraten und Sauerstoff.

59. Synchronschwimmen ist reiner Frauensport

Nein, das stimmt nicht. Es gibt auch immer mehr Männer, die Synchronschwimmen als Sport betreiben. Seit Jahren trainiert beispielsweise in Schweden ein männliches Synchronschwimmteam, die ‹Stockholm Konstsim Herr›. Auch in Frankfurt, beim Frankfurter Volleyball Verein (FVV), gibt es eine durch und durch männliche Synchronschwimmergruppe mit Namen ‹synchro libido›. Und der Kinofilm ‹Männer im Wasser› von Mans Herngren brachte das Thema ‹Männer und Synchronschwimmen› mit Erfolg in die Öffentlichkeit. Was auch dringend nötig zu sein scheint, denn synchronschwimmende Männer werden auch im Jahre 2011 noch immer vom internationalen Dachverband FINA wegen ihres Geschlechts diskriminiert.

Synchronschwimmende Männer hatten stets das Nachsehen Der Deutsche Schwimm-Verband lässt nun zwar Männer an nationalen Wettkämpfen teilnehmen, doch offiziell sind nach den Regeln der FINA (Fédération Internationale de Natation, Dachverband aller nationalen Sportverbände für Schwimmen, Wasserspringen, Synchronschwimmen und Wasserball) derzeit nur Frauen zu Wettkämpfen zugelassen. Als beispielsweise der Amerikaner Bill May im Jahr 2000 bei der Olympiade in Sydney um Gold synchronschwimmen wollte, erlaubte die FINA das nicht.

Synchronschwimmen wurde übrigens unter den Namen ‹Wasserballett› beziehungsweise ‹Reigenschwimmen› schon Ende des 19. Jahrhunderts ‹erfunden›. Einer der ersten Wettkämpfe fand 1891 in Berlin statt. Damals war es noch eine reine Männersportart. Ab 1907 waren schließlich auch Frauen an den Wettkämpfen beteiligt und verdrängten allmählich die Männer in dieser Disziplin fast vollständig.

Synchronschwimmen wird heute zu Musik, alleine oder in einer Gruppe von zwei bis acht Personen geschwommen – und meist besteht diese Gruppe tatsächlich aus Frauen. Das ‹synchron› bezieht sich dabei auf die Musik und die Bewegungen der Schwimmer innerhalb ihrer Formation. Synchronschwimmen für Frauen ist seit den Olympischen Sommerspielen 1984 in Los Angeles eine olympische Disziplin.

60. Aerobic ist gesund

Nein, diese Behauptung ist so nicht richtig. Denn auch wenn Aerobic gegen vorzeitiges Altern, Bluthochdruck, Rückenschmerzen, Depressionen sowie etliche weitere Zivilisationsleiden helfen und selbstverständlich auch die Figur verbessern soll, können dabei auch schnell einmal Gelenke verschleißen und der Kreislauf zusammenbrechen. Vor allem Anfängern drohen bei der hohen Intensität und Zeitdauer – viele Aerobic-Kurse gehen über einen Zeitraum von 60 Minuten mit gleichbleibend hoher Intensität hinaus – ernsthafte Probleme mit den Gelenken und dem bis aufs Letzte herausgeforderten Herz-Kreislauf-System. Weil heute unter der Aufsicht von professionellen Trainern Kurse für unterschiedliche Leistungsstufen angeboten werden, ist die Gefahr von Verletzungen und anderen Gesundheitsproblemen durch Aerobic aber deutlich gesunken.

Aerobic und Co.

Aerobic – in der früheren DDR übrigens Popgymnastik genannt – ist ein Ausdauer- und Koordinationstraining in der Gruppe, mit rhythmischen Bewegungen zu mitreißender Musik. Die Übungen sind meist ein Mix aus Gymnastik und Tanz und werden der Gruppe von einem Trainer vorgeführt. Entwickelt wurde Aerobic vom dem US-amerikanischen Arzt Dr. Kenneth H. Cooper, als dieser in den 60er Jahren erstmals ein spezielles Training zur Stärkung von Herz und Lunge suchte. Mit seinem Konzept löste er in Amerika einen Fitness-Boom aus, dem 1982 die Schauspielerin Jane Fonda zu einem weltweiten Durchbruch verhalf, als sie Aerobic zu einem Sport machte. Mittlerweile gibt es Aerobic in zahlreichen Varianten und mit unterschiedlichen Muskeltrainings- und Tanzelementen, von ‹Bauch, Beine, Po› über Boxtraining bis hin zu Tanz-Workouts mit exotischen Namen wie Zumba.

61. Fernsehen macht Kinder dick und unsportlich

Auch das stimmt nicht. Es ist nicht das Fernsehprogramm, dass rund 15 Prozent aller Kinder und Jugendlichen in Deutschland zum Übergewicht verleitet. Allem Anschein nach ist es die Werbung zwischen den Sendungen mancher Programme, die Kinder und Jugendliche zu ungesundem Essen verführt, da es darin vor allem um Fast Food und Limonade geht. Fernsehen ohne solche TV-Werbung macht weder dick noch unsportlich.

Die Werbung macht den Unterschied Dass die Zeit, die Kinder und Jugendliche vor dem Fernseher sitzen, und eine mögliche

Gewichtszunahme in direktem Zusammenhang stehen, zeigen mehrere Studien. So wurden für eine Studie rund 3500 Kinder gebeten, über fünf Jahre hinweg ein Tagebuch zu führen und Gewicht, körperliche Aktivität und Fernsehkonsum mit den jeweiligen Sendern zu notieren. Die Auswertung zeigte schließlich, dass ausgiebiges Fernsehen mit einem hohen Gewicht vor allem bei Kindern unter sieben Jahren in deutlichem Zusammenhang steht. Auffällig war allerdings, dass nur der Konsum von kommerziellen Fernsehprogrammen zu diesen Gewichtserhöhungen geführt hatte. Kinder, die dagegen vorwiegend Bildungskanäle sowie DVDs und Videos anschauten, hielten ihr Ausgangsgewicht. Kommerzielle Fernsehprogramme unterscheiden sich von Bildungskanälen sowie DVDs und Videos bekanntlich darin, dass Erstere sich durch Werbung finanzieren.

62. Milch macht groß und stark

Nein, diese Aussage ist völlig übertrieben und zudem aus dem Zusammenhang gerissen. Dass sie sich dennoch in die Köpfe vieler Menschen eingebrannt hat, hängt vermutlich mit den jahrzehntelangen Bemühungen der Werbung zusammen, der Milch eine verkaufsfördernde Eigenschaft zu geben. Warum? Natürlich, damit sie jeder von klein auf möglichst regelmäßig in größeren Mengen trinkt. Und es hat ja funktioniert: «Trink deine Milch, damit du groß und stark wirst!» – wer hat das als Kind nicht schon einmal gehört und ist dieser Aufforderung dann auch nachgekommen.

Milch kann tatsächlich so einiges Und wirklich, so falsch liegt man mit dem Milchtrinken nicht. Denn Milch liefert dem Menschen wichtige Spurenelemente wie Kalzium, Kalium, Magnesium und Jod und dazu jede Menge unentbehrlicher Aminosäuren und einige fettlösliche Vitamine. In Milch sind also nicht nur Bausteine für unsere Knochen und Zähne enthalten, die Inhaltsstoffe der Milch werden auch von den Muskeln benötigt, um zu funktionieren. Vor allem die Knochen sollen – daraufhin wird man zumindest seit Jahrzehnten des Öfteren hingewiesen – ohne das in der Milch reichlich enthaltene Kalzium kaum Schutz vor Osteoporose (Knochenschwund) aufbauen können. Weshalb man mit Milch mengenmäßig nicht pingelig sein sollte. Dass in Japan und China, wo traditionell kaum Milch getrunken wird, Osteoporose deutlich seltener ist als in Deutschland, wird in der Werbung dann natürlich nicht erwähnt. Es könnten ja Zweifel am Nutzen der Milch entstehen.

In der Kategorie ‹stark machen› hat Milch nur Durchschnittliches zu bieten Aber zurück zur Ausgangsfrage: Wird man von Milch wirklich groß und stark? Für Sportler wäre das ja von nicht unerheblichem Interesse. Doch die Antwort lautet: eher nicht. Denn weder ist bekannt, dass Milch das Größenwachstum der Menschen irgendwie beeinflussen könnte, noch hat Milch in der Kategorie ‹stark werden› mehr als Durchschnittliches zu bieten. So enthält ein kleines Glas normale Kuh-Vollmilch mit 3,5% Fett etwa 290 Kilokalorien. Damit dürfte Milch allerdings nicht stärker machen als ein großes Softeis, eine halbe Tafel Schokolade oder fünf große Äpfel. Die liefern nämlich etwa genauso viele Kalorien an Energie und machen auch nicht besonders stark.

63. Sport schützt das Herz

Nein, so pauschal ausgedrückt stimmt das nicht. Natürlich, ein gewisser Trainingseffekt fürs Herz ergibt sich schon bei vier Stunden Sport in der Woche. Ausdauersport hat außerdem einen zusätzlichen Schutzeffekt: Wer täglich etwa 300 kcal mit Joggen, Radfahren oder Schwimmen verbrennt, verringert sein Risiko, an einem Infarkt zu sterben, um 60 Prozent. Richtig müsste es also heißen: Sport kann das Herz schützen, wenn man die Dinge richtig angeht. Und dazu gehört vor allem:

- Niemals ohne ärztlichen Check-up nach Jahren plötzlich wieder Sport machen. Wer von heute auf morgen von der Sofakartoffel zur Sportskanone werden möchte, schaut besser vorher beim Arzt rein. Unerkannte Erkrankungen der Herzkranzgefäße sind die häufigste Ursache für den plötzlichen Herztod bei den über 35-Jährigen. Auch Sportler sollten deshalb ab dem 35. Lebensjahr alle zwei Jahre ein Belastungs-EKG machen lassen. Damit lässt sich eine Verengung der Herzkranzgefäße frühzeitig erkennen.
- Bei einer Erkältung in Verbindung mit Sport vorsichtig sein. Bei Infekten mit Fieber sollte man eine Sportpause einlegen und erst nach der kompletten Genesung das Training langsam wieder aufnehmen. Sonst könnten sich eine Herzmuskelentzündung und in der Folge lebensbedrohliche Herzrhythmusstörungen entwickeln. Rund 30 Prozent der plötzlichen Todesfälle bei jungen Sportlern sind auf Komplikationen dieser Art zurückzuführen.

Selbsttests für das Herz

- *Blutdruck.* Normal ist der Blutdruck laut Empfehlung der Weltgesundheitsorganisation (WHO), wenn er in Ruhe unter 140/90 mmHg liegt. Extreme Kraftanstrengungen können aber für einen vorübergehenden Anstieg auf 300/150 mmHg sorgen. Ein gesundes und arteriosklerosefreies Herz-Kreislauf-System verträgt das allerdings problemlos.
- *Puls.* Beim Sport wird der höhere Puls durch das Nervensystem absichtlich herbeigeführt, um die Anstrengung überhaupt bewältigen zu können. Stress im Job dagegen treibt die Herzfrequenz ungewollt durch die Ausschüttung von Stresshormonen in die Höhe, die dann unerwünschte Nebenwirkungen im gesamten Körper auslösen. Die Formel «85 Prozent von 220 minus Lebensalter» legt die obere Pulsgrenze für das Herz-

Kreislauf-Training fest, stellt letztendlich aber nur eine grobe Orientierung dar. Der Puls lässt sich auf zwei Arten messen: Mit Ring- und Zeigefinger an der daumenwärtigen Innenseite des Handgelenks oder mit einem Messgerät, das aus einem Display am Handgelenk und einem Messgürtel um den Oberkörper besteht. Der Vorteil dieser Methode: Man kann auch während des Sports den Puls auf dem Display am Handgelenk ablesen.

– *EKG.* Dass es mittlerweile EKG-Geräte im Scheckheftformat gibt, ist eine Sache. Ob allerdings jedermann sie nutzen sollte, eine andere. Wer unter krankhaften Herzrhythmusstörungen leidet, profitiert möglicherweise nach entsprechender Schulung von einem EKG zur Selbstmessung. Für gesunde Sportler ist eine EKG-Selbstkontrolle jedoch kaum erforderlich.

Die Alarmzeichen des Herzens

– *Brustschmerzen.* Bei verengten Herzkranzgefäßen reicht die Blutversorgung des Herzmuskels oft nur noch für Alltagsaktivitäten. Erhält der Herzmuskel deshalb bei Anstrengung zu wenig Sauerstoff, reagiert er vorübergehend mit starken Schmerzen, die meist in Brust, Rücken und in den linken Arm ausstrahlen. Verschließt sich das verengte Herzkranzgefäß plötzlich vollständig, werden die dahinterliegenden Herzmuskelanteile von der Blutversorgung ganz abgeschnitten und sterben ab – Herzinfarkt!

– *Geschwollene Knöchel.* Pumpt ein krankes Herz nicht mehr die Blutmengen, die es muss, staut sich Blut in den Beinen, der Leber oder in der Lunge. Je nachdem, ob es sich um die rechte oder linke Herzkammer handelt, ist diese Situation an einem Druck im rechten Oberbauch und teigig geschwollenen Fußknöcheln (rechte Herzkammer) oder an Atemnot (linke Herzkammer) zu erkennen. Bei Letzterem handelt es sich definitiv um einen Notfall!

- *Herzrhythmusstörungen.* Gelegentliche Extraschläge des Herzens können normal sein. Trotzdem sollte beim erstmaligen Auftreten von Herzrhythmusstörungen eine ernste Ursache ausgeschlossen werden. Während Extraschläge der Herzkammern mitunter gut zu spüren sind, gilt das für aus dem Rhythmus geratene Herzvorhöfe nicht. Durch das ‹Vorhofflattern› können aber kleine Blutgerinnsel entstehen, die wie eine Rohrpost in die Hirnarterien geschossen werden und sie verstopfen – Schlaganfall!

64. Sport verbraucht reichlich Kalorien

Nein, diese Aussage ist viel zu pauschal und damit grundsätzlich übertrieben. Denn zum einen kann von einem reichlichen Kalorienverbrauch zumindest beim Freizeitsport kaum die Rede sein. Und zum anderen hängt der Kalorienverbrauch vor allem von der Art des Sports, dem Körper des Sportlers, der Umgebungstemperatur und schließlich dem Trainingszustand ab. So verbraucht beispielsweise ein 120 Kilo schwerer, untrainierter Mann auf einer 1000 Meter langen Schwimmstrecke im kalten Wasser eines ungeheizten Schwimmbades deutlich mehr Kalorien als eine 50 Kilo schwere, trainierte Schwimmerin, die die gleiche Strecke im warmen Wasser des Indischen Ozeans zurücklegt.

Die folgende Tabelle zeigt, wie viele Stunden eine durchschnittlich schwere und durchschnittlich trainierte Person pro Woche mit einer bestimmten Sportart in etwa zubringen muss, um 2500 Kalorien zu verbrennen und damit einen gesundheitsfördernden Effekt zu erzielen.

	Pro	Kontra	Stunden pro Woche für gesundheitsfördernden Effekt (circa 2500 kcal)
Joggen Walking (schnelles Gehen)	– gleichmäßige und gut dosierbare Ausdauerbelastung; die Geschwindigkeit für einen optimalen Trainingseffekt ist dann erreicht, wenn man sich noch unterhalten kann – Überbelastung nahezu ausgeschlossen, da die körperliche Leistungsgrenze durch eine Ermüdung der Muskulatur vorgegeben wird – Platz zum Joggen oder Walken findet sich fast überall	– bei Übergewicht hohe Belastung für Knie- und Fußgelenke (Joggen) – beim Joggen oder Walken auf Asphalt sind gute Laufschuhe nötig; ein weicherer Jogginggrund ist Waldboden	4
Inlineskating	– gleichmäßige und gut dosierbare Ausdauerbelastung	– Technik muss erlernt werden, da sonst das Verletzungsrisiko steigt – nicht überall findet sich ein geeigneter Platz zum Skaten – in Deutschland kein Sport für den Winter	6
Radfahren	– gleichmäßige und gut dosierbare Ausdauerbelastung – keine Probleme bei Übergewicht – Probleme in den Kniegelenken und in der Wirbelsäule treten selten auf	– in Großstädten wegen des Straßenverkehrs nicht ungefährlich – bei mehr als sechs Stunden im Sattel ohne Pause kann es bei Männern zu vorübergehenden Durchblutungsstörungen im Genitalbereich kommen – in Deutschland keine Sportart für den Winter	7

	Pro	Kontra	Stunden pro Woche für gesundheitsfördernden Effekt (circa 2500 kcal)
Schwimmen	– ideales Ausdauertraining – nahezu alle Muskelgruppen werden gleichmäßig gefördert – keine Probleme bei Übergewicht	– bestehende Wirbelsäulenschäden können zu Problemen führen (z. B. Bruststil bei Schäden an der Halswirbelsäule) – Chlorallergie möglich	5
Gymnastik	– als Vorbereitung auf Ausdauersportarten unerlässlich: Fünf Minuten Stretching aller großen Körperpartien vor jedem Sport müssen sein. Ihr Auto jagen Sie ja auch nicht mit kaltem Motor über die Autobahn – fördert Körperkoordination und Beweglichkeit	– als reiner Ausdauersport ungeeignet – entpuppt sich meist als langweilig	– täglich 20 Minuten wirken allgemein stabilisierend auf die Gesundheit – für einen Trainingseffekt sind zusätzlich zwei Stunden Ausdauersport erforderlich
Volleyball Basketball	– fördert Geschicklichkeit, Körperkoordination und Beweglichkeit	– Ausdauerbelastung eher mittelmäßig – Verletzungsgefahr bei Spielsportarten statistisch höher als bei Ausdauersportarten	5
Rudern	– gleichsam hohe Kraft- und Ausdauerbelastung – baut Muskulatur im gesamten Oberkörper und in den Oberschenkeln auf	– nicht überall steht ein geeignetes Gewässer zur Verfügung – in Deutschland keine Sportart für den Winter – bei Bluthochdruck ungeeignet	4
Bodybuilding	/	– nur Kraftbelastung, keine Ausdauerbelastung – kein Trainingseffekt für das Herz – bei Bluthochdruck ungeeignet	/

65. Dehnen vor dem Sport verhindert Muskelkater

Das klingt beim ersten Lesen natürlich plausibel: Vor dem Sport dehnt man seine Muskeln und bereitet sie so auf die anstehende Belastung vor. Die gedehnten Muskeln sind dann, zumindest nach dieser Theorie, weniger anfällig für die kleinen Risse in den Muskelfasern (siehe Fitness-Irrtum 1: ‹Muskelkater ist der Beweis für optimales Training›), die ja letztendlich den Muskelkater ausmachen.

Doch diese Rechnung geht leider nicht auf. Nach den Erkenntnissen der Wissenschaft können Dehnübungen vor dem Sport einen Muskelkater nicht verhindern. Das Dehnen macht zwar das Gewebe rund um die Muskeln und die Muskeln selbst beweglicher, und mehr Eiweiß wird – zumindest durch regelmäßiges Dehnen – in den Muskel eingelagert, wodurch dieser in der Länge wächst. Doch auf die Entstehung des Muskelkaters hat das alles keinen Einfluss.

66. Sport schützt vor Knochenschwund

Nein, so einfach ist das leider nicht. Wer zum Beispiel regelmäßig mit dem Rad fährt oder Nordic Walking betreibt, kann trotzdem irgendwann im Leben Knochenschwund (medizinisch meist Osteoporose genannt) bekommen. Um wirklich sicher vor Knochenschwund geschützt zu sein, müsste der Sport das Knochenskelett schon sehr stark herausfordern. Das zumindest legt eine Untersuchung an der University of Missouri-Columbia nahe. Dort hatten Wissenschaftler die Knochendichte von über 40 gut trainierten Männern zwischen 20 und 59 Jahren untersucht, die an Laufwettkämpfen oder Radrennen teilnahmen: Die Knochen der Radfahrer wiesen eine deutlich geringere Knochendichte auf als die Knochen der Läufer.

Krafttraining sollte ein Teil des persönlichen Sportmix sein Wer einen Sport betreibt, der sein Knochenskelett nicht vor große Herausforderungen stellt, sollte deshalb zusätzlich ein moderates Krafttraining betreiben. Der Erfolg eines solchen Krafttrainings wird nicht lange auf sich warten lassen. Untersuchungen an Frauen konnten zeigen, dass sich die Knochendichte durch ein dreimal wöchentliches Krafttraining nach sechs Monaten um bis zu drei Prozent erhöht hatte.

So verringern Sie durch die Ernährung Ihr Knochenschwund-Risiko

Sport ist bei der Vorbeugung von Knochenschwund das eine – die richtige Ernährung das andere. Dabei konzentriert sich alles auf das Kalzium, das wichtigste Mineral im Knochen. Ohne ausreichendes Kalzium steigt die Gefahr, an Knochenschwund zu erkranken, da der Knochen dadurch Substanz und damit Festigkeit verliert. Rund 1000 mg Kalzium braucht der Körper pro Tag. Diese Tipps helfen Ihnen, Ihren Kalziumhaushalt zu optimieren:

- Mit einem Liter Milch pro Tag nimmt Ihr Körper rund 1200 mg Kalzium auf. Essen Sie außerdem viel Käse, Molke, Joghurt, Grünkohl, Porree oder Sesam, denn auch diese Nahrungsmittel enthalten sehr viel Kalzium.
- Säuren fördern die Aufnahme von Kalzium aus Ihrem Darm ins Blut. Es kann deshalb sinnvoll sein, zu kalziumreicher Kost ein Glas Orangensaft oder Sauermilch zu trinken.
- Auch mit Blumenkohl, Rosenkohl und Broccoli liegen Sie richtig, denn diese Gemüse enthalten viel Vitamin K, das die Ausscheidung von Kalzium aus dem Körper hemmt.
- Wenn Sie wenig Obst, Gemüse und Milchprodukte essen, können Kalzium-Tabletten oder kalziumreiches Mineralwasser eine Alternative sein. Eine Überdosis Kalzium müssen Sie

nicht befürchten, denn was Ihr Körper an Kalzium nicht braucht, scheidet er über Nieren und Darm wieder aus.

- Vitamin D fördert im Darm die Aufnahme von Kalzium aus der Nahrung. Ein ausgeglichener Vitamin-D-Haushalt senkt Ihr Osteoporose-Risiko deshalb um rund ein Drittel. In größeren Mengen kommt Vitamin D vor allem in Fisch vor. Zweimal wöchentlich müssten Sie zum Beispiel Lachs essen, um Ihren Bedarf an Vitamin D zu decken.
- Eine Alternative zum Fisch ist Licht. Denn mit Hilfe der UVB-Strahlung der Sonne produziert Ihre Haut Vitamin D. Vom Herbst bis zum Frühjahr gilt dies aber nur eingeschränkt – gehen Sie deshalb in diesen Jahreszeiten besonders oft tagsüber an die frische Luft. Der Besuch einer Sonnenbank würde Ihre Vitamin-D-Produktion nicht unterstützen: Sonnenbanken geben wegen des relativ hohen Hautkrebsrisikos keine UVB-Strahlen ab.
- Nicht so häufig sollten auf Ihrer Einkaufsliste Lebensmittel stehen, die viel Phosphor enthalten. Denn Phosphor hemmt die Aufnahme von Kalzium aus Ihrem Darm. Achten Sie darauf, dass Sie phosphorreiche Nahrung wie etwa manche Wurstsorten und Fertiggerichte sowie Schmelzkäse mit kalziumreicher Kost ausgleichen.
- So manche vermeintliche Kalziumbombe hält nicht, was die Werbung verspricht. Sauermilchkäse, Quark, Frisch- und Hüttenkäse zum Beispiel werden zwar aus Milch gewonnen. Sie decken Ihren täglichen Kalziumbedarf aber oft nicht, weil sie meist auch sehr viel Phosphor enthalten.
- Lebensmittel wie Schokolade, Kakao, Rhabarber und Spinat enthalten viel Oxalsäure. Essen Sie nicht zu viel davon, denn Oxalsäure bindet Kalzium so stark an sich, dass es von Ihrem Körper nicht mehr aufgenommen werden kann.
- Trinken Sie Alkohol nur in Maßen, denn Alkohol hemmt den Knochen-Stoffwechsel.

Machen Sie den Test!

Dieser Test verrät Ihnen, ob Sie ein hohes Knochenschwund-Risiko haben. Müssen Sie eine der folgenden Fragen mit «Ja» beantworten, dann sollten Sie möglichst bald mit Ihrem Arzt darüber sprechen.

- Haben Sie sich schon einmal aus heiterem Himmel einen Knochen gebrochen?
- Mussten Sie schon einmal länger als drei Monate Kortison einnehmen?
- Hat sich Ihre Körpergröße in den letzten Jahren um mehr als fünf Zentimeter verringert?
- Hatten Sie jemals eine Magenoperation?
- Haben Sie ein Untergewicht mit einem Body Mass Index von unter 20?
- Ist Ihre körperliche Aktivität stark eingeschränkt, etwa durch Alter oder durch Lähmungen?
- Haben Sie Verwandte, die an Osteoporose erkrankt sind?
- Für Männer: Deutet sich bei Ihnen ein krankhafter Testosteronmangel an, etwa durch zurückgehenden Bartwuchs?
- Haben Sie immer wieder starke Rückenschmerzen?
- Hat sich an Ihrem Rücken ein Buckel gebildet?
- Hatten Sie jemals eine langwierige Erkrankung Ihrer Schilddrüse, der Nieren, der Nebennieren, des Darms oder eine rheumatische Erkrankung wie Morbus Bechterew?
- Haben Sie in Ihrem Leben stark geraucht oder sehr viel Alkohol getrunken?

67. Rinderbrühe gibt Kraft

Nein, das ist natürlich Unsinn. Warum auch sollte gerade Rinderbrühe ‹Kraft› geben? Etwa weil ein paar Stückchen Rindfleisch über mehrere Stunden in der Suppe mitgekocht wurden? Oder weil Rinder für gewöhnlich recht kräftige Viecher sind? Aber was würde denn dann passieren, wenn man statt eines Tellers Rinderbrühe ein dickes Filetsteak essen würde? Das müsste dann doch kraftmäßig der Hyperantrieb sein. Könnte man dann Supermann oder Pippi Langstrumpf Konkurrenz machen, wegen des vielen Rindfleischs? Wohl kaum.

Aber Spaß beiseite: Der Spruch, dass Rinderbrühe ‹Kraft› geben soll, stammt vermutlich noch aus der Zeit, in der es auch in Deutschland nicht selbstverständlich war, täglich Fleisch auf dem Teller zu haben. Eine Rinderbrühe stellte in dieser Zeit eben noch etwas Besonderes dar. Vielleicht auch wegen ihrer ausgesuchten Zutaten, zu denen neben Rindfleisch unter anderem noch Suppengemüse, Gemüsezwiebeln, Salz, Pfeffer, Eierstich und Suppennudeln gehörten. Und in einer Zeit, in der diese Dinge nicht gerade in üppigen Mengen selbstverständlich zu haben waren, mag eine ordentliche Rinderbrühe den hungernden Mägen tatsächlich noch das Gefühl vermittelt haben, ‹Kraft› zu bekommen.

68. Inline-Skating ist Joggen auf Rädern

Nein, dass wird dem Inline-Skating nicht gerecht. Während man als Jogging-Anfänger im Prinzip mit ein paar Ausrüstungsgegenständen einfach loslaufen kann, braucht es zum Inline-Skating schon etwas mehr. Zumindest, wenn man hinsichtlich Verletzungen und Unfällen auf der sicheren Seite sein will. Deshalb sollten Anfänger auch unbedingt einen Einsteiger-Kurs buchen. Der wird unter anderem von Sportvereinen angeboten und ist in der

Regel nicht einmal sehr teuer. Die korrekte Technik des Inline-Skatings ist ausgesprochen anspruchsvoll, sodass gerade Anfänger ihre Gelenke sonst über Gebühr belasten könnten.

Da wäre zum Beispiel die typische, aber meniskuszerstörende X-Beinstellung, die aus dem Wunsch entsteht, sich auf den Inlinern sicher zu fühlen und nicht umzufallen. Außerdem nehmen vor allem Anfänger gerne eine Haltung ein, die zwar ungemein gerade ist, der Wirbelsäule aber nicht die Möglichkeit gibt, Stöße abzufedern, und den Rücken daher sehr stark belastet.

In den Anfängerkursen lernen die Teilnehmer deshalb, wie sie beim Inlinern ihre Knie und Hüftgelenke richtig beugen. Sie lernen, Sicherheitsmanöver wie Anhalten, Ausweichen und sicheres Stürzen zu beherrschen. Dazu kommt der richtige Umgang mit den Inlinern selber und den Schutzvorrichtungen für Knie, Ellbogen, Handgelenk und Helm. Und nicht zuletzt wird bei einem Anfängerkurs auch die Kondition aufgebaut, die man benötigt, um danach tatsächlich mit etwas Spaß auf die erste kleine Tour gehen zu können.

Skatingtipps für Anfänger

- *Aufwärmen.* Anfänger sollten sich vor jeder Tour aufwärmen. Ob sie dafür ein kleines Dehnprogramm durchführen, kurze Strecken laufen oder ein paar Hundert Meter skaten, muss jeder selbst herausfinden. Gut ist auch, sich situativ auf den Lauf vorzubereiten, also zum Beispiel Kurven zu laufen oder mit einem Partner das Anrempeln zu simulieren und dann auszuweichen.
- *Kleidung nach dem Zwiebelprinzip.* Für die Kleidung gilt gerade bei längeren Touren das Zwiebelprinzip, also mehrere dünnere Schichten übereinander, die man auch schnell wieder ausziehen kann. Gut wäre es, wenn die Sachen atmungsaktiv wären, damit der Schweiß nach außen transportiert wird. Ein-

fache Baumwolle klebt auf der Haut und ist unangenehm schwer. Wer aber im Laufe einer Tour sehr ins Schwitzen kommt, sollte sich vor allem bei zügigen Bergabfahrten wieder etwas überziehen. Sonst entsteht im Fahrtwind Verdunstungskälte, die leicht zu einer Erkältung und Muskelverhärtung führen kann.

– *Utensilien für unterwegs.* Auf längeren Touren sollte man auch an gewisse Utensilien für unterwegs denken: zum Beispiel etwas Müsli oder Obst für den Hunger, Traubenzucker, Werkzeug für Skates, Pflaster und Mullbinden, eine Regenjacke, Sonnenmilch und eine Sonnenbrille.
– *Material testen.* Vor jeder Tour ist der Blick auf das Skatingmaterial zu empfehlen, und auch ein Probelauf kann sinnvoll sein. Das gilt besonders für die Inliner selbst, damit man sicher sein kann, dass sie auch für längere Zeit am Fuß bleiben können, ohne diesen zu quetschen.
– *Blasen verhindern.* Um eine Blasenbildung zu vermeiden, sollte man die Füße bei längeren Touren mit Vaseline eincremen und keine Socken mit Rillen verwenden. Ist eine Blase entstanden, helfen ein Blasenpflaster oder ein ‹Abpolstern› der Blase. Wenn die Blase blutig ist, dann sollte sie nur von einem Arzt oder Sanitäter aufgeschnitten werden.

69. Muskeln lassen sich durch Strom vergrößern

Muskeln soll es auch aus der Steckdose geben? Einfach so, während man faul auf dem Sofa liegt und einem Film schaut oder gar schläft? Oder man geht übergewichtig und reichlich aus der Form ins Büro, startet das Muskelmachergerät und geht abends mit kräftigeren Muskeln und etlichen verbrauchten Kalorien wieder nach Hause?

Das Zucken soll der Beweis für Muskelwachstum sein Wer hat nicht schon einmal die Werbung im Fernsehen gesehen, in der ein attraktives, sportliches und bereits mit einer guten Figur versehenes Wesen eine zuckende Elektrode auf dem Brustmuskel sitzen hat. Die Erklärung dazu kommt dann meist aus dem Off oder wird als Untertitel eingeblendet. Sinngemäß lautet sie: Elektrode anlegen, an den Strom anschließen, Füße hoch – die Muskeln wachsen ganz von allein. Das Zucken ist sozusagen der Beweis dafür.

Das Training aus der Steckdose kann kein ‹Sixpack› zaubern Doch das ist geradezu hanebüchener Unsinn! Der Strom, der über die Elektrode in den Muskel geleitet wird, stimuliert die dazugehörigen Nerven und löst so die Zuckungen des Muskels aus. Doch dieser Reiz ist nicht der, der einen Muskel zum Wachsen veranlasst. Die Technik entspricht dem neuromuskulären Training und wurde mit der Zielsetzung konstruiert, Muskelkontraktionen auszulösen. Eingesetzt wird sie beispielsweise bei Nervenlähmungen. Ein ‹Sixpack› oder starke Brustmuskeln lassen sich mit dem ‹Training aus der Steckdose› nicht aufbauen.

Größere Muskeln sind nur dann möglich, wenn die Muskeln regelmäßig einer ansteigenden Kraftanforderung ausgesetzt sind. Was ja auch der Sinn und Zweck von Bodybuilding ist, wo man ständig das Gewicht erhöht, damit der Muskel für sein Wachstum neue Reize erhält.

Eine elektrische Muskelstimulation bringt die Muskeln nur dazu, sich statisch anzuspannen. Für einen untrainierten Menschen mag das einen winzigen Effekt auf die Muskelgröße haben, da die Muskeln ja auch dabei minimal Kraft aufwenden müssen. Doch für Bauchmuskeln in Form des berühmten ‹Sixpacks› ist die Intensität viel zu schwach. Auch den Körperfettanteil wird man so kaum senken können. Und ein schöner Bauch ist nun einmal nur erkennbar, wenn er nicht durch eine dicke Fettschicht verdeckt ist.

70. Mit Asthma sollten Kinder keinen Sport machen

Nein, das ist grundsätzlich falsch. Sport fördert die körperliche, seelische und auch soziale Entwicklung. Bei Kindern mit Asthma scheint hier jedoch ein Dilemma vorzuliegen: Körperliche Aktivität kann zu einer asthmatischen Reaktion führen. Viele Eltern schrecken deshalb davor zurück, ihren Kindern zu erlauben, eine Sportart auszuüben. Lange Zeit wurden sie deshalb sogar vom Schulsport befreit.

Sport stärkt das Selbstbewusstsein von Kindern mit Asthma Der Versuch, die Kinder zu schonen, ist zwar verständlich, bewirkt aber das Gegenteil und senkt die Schwelle, ab der es zu einer asthmatischen Reaktion kommt. Unsportliche Kinder haben als Folge oft schon bei niedrigen körperlichen Belastungen bereits Beschwerden. Natürlich wird darauf oft mit noch mehr Schonung reagiert, was die Asthmaschwelle weiter senkt und einen Teufelskreis entstehen lässt. Dabei entwickeln die Kinder oft eine regelrechte Bewegungsangst, die wiederum das Asthma verstärken kann.

Umgekehrt stärkt sportliche Aktivität das Selbstbewusstsein und baut die Isolation ab, unter der asthmakranke Kinder oft leiden. Langfristig können passende sportliche Aktivitäten außerdem die Anfallshäufigkeit und den Medikamentenbedarf verringern.

Was der Arzt tun kann. Der Arzt kann die Asthmatherapie so einstellen, dass es zu keiner asthmatischen Reaktion bei körperlicher Aktivität mehr kommt. Kinder, die besonders empfindlich auf Belastungen reagieren, müssen vor dem Sport aber zusätzlich ihr Bedarfsspray inhalieren. Welches Medikament bei ihnen am besten wirkt, kann mit speziellen ärztlichen Belastungstests (zum Beispiel sechs Minuten laufen) ermittelt werden.

Für besonders ängstliche Kinder kann es sinnvoll sein, sie allmählich mit sportlichen Aktivitäten vertraut zu machen. Ärztlich betreute Lungensportgruppen etwa bieten sich dafür an. Sie vermitteln den Kindern und auch den Eltern Sicherheit. Eine vorübergehende Befreiung vom Sportunterricht ist nur während und kurz nach Infektionskrankheiten, bei einem absehbaren Allergenkontakt – zum Beispiel in der Pollenflugzeit – und nach einem Asthmaanfall erforderlich.

Geeignete Sportarten. Grundsätzlich können asthmatische Kinder jede Sportart ausüben. Entscheidend für die Motivation und den Trainingseffekt ist der Spaßfaktor. Weniger geeignet sind allerdings Sportarten, die eine gewisse Ausdauerschnelligkeit erfordern, wie zum Beispiel schnelle Laufsportarten. An Wettkämpfen teilzunehmen ist zumindest für untrainierte Asthmatiker grundsätzlich nicht ratsam. Die ideale Sportart für Asthmatiker fördert

- die Kondition – zum Beispiel Schwimmen, Walking, Joggen, Skilanglauf, Radfahren
- die Koordination – zum Beispiel Gymnastik, Tanz, Schwimmen
- die Reaktionsschnelligkeit - zum Beispiel Tennis, Squash oder Spiele wie Brennball oder Völkerball

71. Waldläufe sind gesund

Auf den ersten Blick klingt das plausibel: Der Sauerstoff in der Waldluft kommt sozusagen frisch von der Quelle, man läuft auf weichem, federndem Boden und in einer selten gewordenen Ruhe. Tückisch für Waldläufer sind jedoch bestimmte Krankheitserreger, darunter jene, die von den auf Sträuchern sitzenden Zecken übertragen werden. Die sogenannte Frühsommer-Meningoenzephalitis (FSME) etwa kann eine lebensgefährliche Hirnhautentzündung auslösen, und die Borreliose kann unter anderem die Gelenke und Nieren schädigen. Eine relativ neu entdeckte Bakterienart namens Bartonella soll sogar Herzmuskelentzündungen auslösen können. Endgültig bewiesen ist der Zusammenhang mit Waldläufen zwar nicht – allerdings wurden in den Herzmuskeln mehrerer plötzlich verstorbener schwedischer ‹Waldläufer› Bartonella-Bakterien gefunden. Dass das Joggen im Wald gesund ist, gilt deshalb nur mit Einschränkungen.

Vorsicht, Zeckenbiss: Auf grippeähnliche Symptome achten!

Zecken, besonders die Art ‹Gemeiner Holzbock›, können die gefürchtete Frühsommer-Meningoenzephalitis (Hirnhautentzündung, FSME) auf Menschen übertragen. Bis zu 5 von 100 Zecken tragen den entsprechenden Erreger in sich.

Das Tückische daran: Die FSME beginnt oft mit grippeähnlichen Symptomen wie Kopfschmerzen und Fieber und wird deshalb oft nicht gleich als solche erkannt. Greift der Erreger jedoch auf das zentrale Nervensystem über, können ernste neurologische Probleme auftreten. Trotz medizinischer Hilfe sterben pro Jahr zwei Prozent der FSME-Infizierten.

Die Schutzimpfung ist die einzige sichere Vorsorge

In Deutschland gelten große Teile Bayerns und Baden-Württembergs sowie der Süden von Hessen und Thüringen als Risikogebiete. Aber auch in allen anderen Bundesländern besteht grundsätzlich ein Zeckenrisiko. Medikamente zur Behandlung der Zecken-Hirnhautentzündung gibt es leider keine, und Anti-Zeckenmittel und Schutzkleidung bieten keinen hundertprozentigen Schutz. Die Impfung ist deshalb der einzige sichere Weg der Vorsorge.

Sie sollten sich auf jeden Fall dann impfen lassen, wenn Sie sich viel in der Natur aufhalten – nicht nur als Sportler. Auch sollten Sie den Impftermin nicht zu spät im Jahr ansetzen. Die Hauptinfektionszeit beginnt im März, und es dauert rund sechs Wochen, bis ein wirksamer Impfschutz aufgebaut ist. Auf eine erste Impfung folgt nach drei Wochen eine zweite. Für einen langfristigen Schutz muss dann innerhalb eines Jahres eine dritte Impfung durchgeführt werden.

72. Sportsalben helfen bei Verletzungen

Nein, das kann man pauschal leider nicht sagen. Die Chance, dass eine sogenannte Sportsalbe bei einer Verletzung wirklich hilft, besteht zwar – aber sie ist nicht besonders hoch. Wer in der Apotheke nach einer ‹Sportsalbe› fragt, kann zwischen vielen verschiedenen Produkten wählen, aber ob man dann eine Arznei bekommt, die aus medizinischer Sicht sinnvoll ist, sei dahingestellt. Bei vielen handelsüblichen Sportsalben verspricht die Verpackung, was der Inhalt nicht halten kann, da viele Wirkstoffe die verletzte Region überhaupt nicht erreichen.

Glaube heilt auch Verletzungen Zum Beispiel enthält fast jede Sportsalbe einen Wirkstoff, der Entzündungen hemmt, doch der gelangt in der Regel nur in die oberflächlichen Hautschichten und wird von dort über die Lymph- und Blutgefäße gleich wieder abtransportiert. Es gibt kaum eine Sportsalbe, die den wissenschaftlichen Beweis ihrer Wirksamkeit erbracht hat. Wenn Ärzte trotzdem immer wieder dazu raten, dann oft nur, weil nach einer Verletzung eine Sportsalbe einfach guttut: Glaube versetzt oft Berge, auch in der Medizin.

Ob Fuß umgeknickt, Oberschenkel geprellt oder Wade gezerrt, die Abläufe bei einer Verletzung sind stets gleich: Gewebe wird zerstört, Abwehr- und Reparaturzellen strömen mit dem Blut in das verletzte Gewebe, dadurch baut sich eine Schwellung auf. Die Heilung beginnt nach rund zwei Tagen, dann werden auch zerstörte Zellen und verbrauchtes Reparaturmaterial wieder abtransportiert.

Die meisten Sportsalben sollen nun wahlweise die Entzündung hemmen, Schmerzen nehmen oder die Schwellung bekämpfen. Direkt nach einer Verletzung ist allerdings vor allem Kühlung sehr wichtig, damit nicht unverhältnismäßig viel Flüssigkeit aus den verletzten Blut- und Lymphgefäßen strömt und die Schwellung vergrößert. Kältepacks oder Eiswasser und Schwamm sind für diesen Zweck gut geeignet. Bei Schmerzen sind entsprechende Medikamente zum Einnehmen oft sinnvoller als Salben.

Sportsalben können Schwellungen vergrößern Grundsätzlich falsch wäre es dagegen, zu diesem Zeitpunkt bereits Sportsalben einzusetzen, die die Durchblutung fördern. Sie würden nur die Schwellung vergrößern und so die Heilung verzögern. Eine durchblutungsfördernde Sportsalbe ist erst mit Beginn der Heilungsphase sinnvoll. Dann hat der Körper die verletzten Gefäße repariert, es kann keine Flüssigkeit mehr ausströmen, und die Schwellung wird nicht ausgedehnt. Deshalb müssten Sportsalben eigentlich nichts als einen durchblutungsfördernden Stoff und die richtige Anwendungsempfehlung in der Packungsbeilage enthalten.

Dass viele Produkte stattdessen gleich mehrere Stoffe beinhalten, ist also höchstens aus betriebswirtschaftlicher Sicht zu begründen. Aufgebläht wird der ‹Sportsalben-Markt› vor allem dadurch, dass gleiche Wirkstoffe von verschiedenen Herstellern angeboten werden. Das ist so simpel wie profitabel: Jede neue Stoffkombination ergibt eine neue Salbe. Sinnvoll sind die Stoffkombinationen aber nur, wenn sich die Stoffe ergänzen. Werden zum Beispiel 14 verschiedene pflanzliche Mittel in einer Tube verwendet, ist der medizinische Sinn dahinter nicht mehr nachvollziehbar.

Manche Kombinationen können sogar gefährlich sein. So dienen einige Stoffe dazu, den Zugang für andere zu erleichtern, weil sie die Haut so durchlässig machen, als würde man eine Injektion geben. Damit können für eine Weile aber auch Schadstoffe aus der Umwelt in den Kreislauf gelangen. Zudem steigt mit jedem Wirkstoff das Risiko von Nebenwirkungen.

73. Wer schnell ins Schwitzen kommt, hat keine Kondition

Nein, das stimmt so pauschal nicht! Der Körper schwitzt, um auf der Haut mit Hilfe der Luftbewegungen Verdunstungskälte hervorzurufen und damit seine erhöhte Temperatur zu senken – die ideale wartungsfreie körpereigene Klimaanlage. Ob man schneller oder langsamer ins Schwitzen kommt, ist aber zum größten Teil Veranlagung. Manche Spitzensportler sind auch nach reichlich Anstrengung oder 15 Minuten in der Sauna noch trocken, während andere schon nach ein paar Minuten völlig nass geschwitzt sind.

Die wichtigsten Fakten zum Thema Schweiß in Kürze

- *Warum schwitzen wir?* Schweißdrüsen sind die Klimaanlage des Körpers: Durch den Luftzug auf der feuchten Haut entsteht Verdunstungskälte – so steigt bei großer Hitze die Körpertemperatur nicht über die normalen 37 Grad. Den Angstschweiß hat uns die Evolution eingebrockt: Bei Gefahr mussten unsere Urahnen auch schon einmal fliehen. Beim Weglaufen konnte der Kreislauf dank der Verdunstungskälte durch den Schweiß nicht überhitzen.
- *Woraus besteht Schweiß?* Zu 99 Prozent aus Wasser und zu einem Prozent aus Harnstoff, Ammoniak, Kochsalz und Mineralien wie Kalium, Magnesium und Phosphat.
- *Wie viel Schweiß ist normal?* Je nach Umgebungstemperatur und körperlicher Aktivität zwischen 200 Milliliter und über 12 Liter pro Tag bei Hochleistungssportlern.
- *Was sollte man noch wissen?* Wer viel schwitzt, muss viel nachtrinken, sonst stellt der Körper das Schwitzen ein, und der Kreislauf macht schlapp. Deodorants können zwar Schweißdrüsen verstopfen und das Schwitzen dadurch stoppen – aber nur eine von hundert Drüsen sitzt unter den Achseln. Der Körper hat also noch genügend Schwitzfläche.
- *Warum riecht Schweiß unangenehm?* Der unangenehme Geruch entsteht, weil die natürlichen Hautbakterien die Salze aus dem Schweiß und die auf der Haut vorhandenen Fettsäuren zersetzen. Die dabei entstehenden Fettsäurereste sorgen dann für den unangenehmen Geruch.
- *Wann läuft etwas schief?* Wenn ohne plausiblen Grund – zum Beispiel Sport oder große Hitze – statt den normalen rund 200 Millilitern pro Tag viermal so viel Schweiß strömt.
- *Was kann man dagegen tun?* Medikamente gibt es, haben aber starke Nebenwirkungen. Bewährter ist die Injektion des Nervengiftes Botulinumtoxin, das die Schweißdrüsen ‹abschaltet›.

Es hält sechs Monate und kostet bis zu 700 Euro. Eine spezielle OP-Technik stoppt den Achselschweiß dagegen für immer, da hierbei die Schweißdrüsen unter der Haut abgesaugt werden. Kosten: etwa 1500 Euro. Die Krankenkassen zahlen meist nichts dazu.

74. Problemzonen in der Figur können gezielt wegtrainiert werden

Nein, das wird von manchen Fitness-Trainern zwar gerne behauptet, doch es ist aus medizinischen Gründen leider nicht möglich, durch spezielle Übungen Fett nur an bestimmten Körperstellen loszuwerden. Der Grund ist simpel: Der Körper baut seine Fettreserven stets gleichmäßig ab. Werden jedoch einzelne Körperregionen stärker trainiert als andere, werden diese muskulöser und sehen dadurch straffer und folglich schlanker aus.

75. Power Plates machen Powermuskeln

Nein, auch das stimmt so nicht. Auch wenn viele Fitnessstudios ihren Kunden erklären, die oft extra zu bezahlenden stark vibrierenden Power Plates würden die Muskeln stärken, ist das höchstens die halbe Wahrheit. Tatsache ist vielmehr, dass ein Power-Plate-Training die Muskeln tatsächlich kräftigen kann – aber nur für sehr kurze Zeit. Von Powermuskeln kann deshalb nicht die Rede sein. Und die Risiken dieser ‹Sportart› sollten auf keinen Fall unterschätzt werden.

So zeigen erste Forschungsergebnisse zwar, dass die Muskelkraft in den ersten Minuten nach einem Power-Plate-Training größer ist als vorher. Testpersonen konnten beispielweise schneller sprinten und höher springen, aber dieser Effekt hat sich nach kaum mehr als einer Minute wieder erschöpft. Doch anscheinend genügen selbst diese sehr kurzlebigen Trainingseffekte mitunter sogar Profisportlern, sodass manche Power Plates in ihr Training einbauen. Beispielsweise hat das US-Ski- und Snowboardteam Power Plates für ihr Training zur Winter-Olympiade 2010 genutzt. Und auch die deutsche Fußballnationalmannschaft von 2006 trainierte mit Hilfe von Power Plates – und wurde bekanntlich Sommermärchen-Vize-Weltmeister. Dass das Training auf der Power Plate Cellulite verschwinden lassen würde, ist bisher aber nur eine Behauptung ohne wissenschaftlichen Beweis.

Die Effektivität ist höher – die Risiken sind es auch Auch wenn man derzeit noch nicht genau weiß, warum und wie das Power-Plate-Training wirkt: Um die Schwingungen der Plattform wegzustecken, müssen die Muskeln Schwerstarbeit leisten. Das wiederum verbessert bei regelmäßiger Benutzung Kraft, Beweglichkeit, Knochendichte und letztendlich auch die Körperhaltung. Allerdings sollte man die Intensität des Trainings auf der Power Plate im Blick behalten. Das Training ist etwa zehnmal so effektiv wie normaler Kraftsport an Hanteln und Geräten, wobei natürlich auch die Risiken entsprechend größer sind. Das nur scheinbar locker-lustige Durchschütteln auf den Plates führt deshalb nicht nur zu Muskelkater, sondern kann nach Berichten von Nutzern unter anderem Gelenkschäden, Bandscheibenvorfälle, Migräne und Rückenschmerzen auslösen. Sportmediziner empfehlen deshalb, die Power Plate nicht öfter als zweimal pro Woche für maximal zehn Minuten zu nutzen. Außerdem sollten Anfänger nur unter Anleitung eines qualifizierten Trainers auf das Gerät steigen.

Die Power-Plate-Technik wurde ursprünglich für das Training von Astronauten entwickelt. Die Hightech-Platte, auf der man während des Trainings steht, schwingt pro Sekunde bis zu 50-mal einige wenige Millimeter auf und ab. Die dabei entstehenden Vibrationen veranlassen alle Muskeln im Körper, sich anzuspannen. Anfänger stehen einfach nur für einige Sekunden auf der vibrierenden Plattform, Fortgeschrittene machen Gymnastikübungen dabei. Die Hersteller versprechen, dass die regelmäßige Benutzung des Power Plates Muskeln straffen, Osteoporose vorbeugen und Rückenschmerzen lindern würde.

76. Wer Bluthochdruck hat, sollte keinen Sport machen

Nein, das stimmt nicht. Im Gegenteil: Bluthochdruck und Sport passen sehr gut zusammen. Wer dabei gewisse Regeln einhält, kann unter Umständen in Zukunft auf so manches Medikament verzichten.

Muss der Körper anstrengende Arbeit leisten, steigt vorübergehend der Blutdruck. Nur so kann der angestrengt arbeitende Organismus mit ausreichend Sauerstoff versorgt werden. Bei Menschen, die ohnehin schon unter einem krankhaften Bluthochdruck leiden, ist dieser Anstieg allerdings stärker ausgeprägt. Sport, so glauben nach wie vor viele Betroffene, komme deshalb für sie nicht in Frage, weil dann der Blutdruck noch weiter steigen würde.

Ausdauersport ja – Kraftsport nein Studien konnten jedoch zeigen, dass schon nach nur 15 Minuten Ausdauersport wie Joggen, Walken oder Skilanglauf selbst bei untrainierten Bluthochdruckkranken der Blutdruck vorübergehend sinkt. Krafttraining, mit Hanteln oder an Bodybuilding-Geräten, lässt einen hohen Blutdruck dagegen noch weiter steigen.

Ein Check beim Arzt ist Pflicht Betroffene, die erstmals nach einer längeren Pause wieder Sport treiben möchten, sollten jedoch auch beim Ausdauersport gewisse Regeln einhalten: Um die Belastbarkeit zu überprüfen, ist zuvor ein Arztbesuch zu empfehlen. Nach der Untersuchung kann der Arzt entscheiden, wie hoch die individuelle Belastung sein darf. Im ersten Sport-Jahr sollte außerdem rund alle drei Monate ein Kontrolltermin stattfinden.

Die Devise heißt: Laufen ohne zu schnaufen Gibt der Arzt grünes Licht für den Sport, kann es gleich losgehen. Die ideale Sportart bei Bluthochdruck lässt sich in der Belastung leicht dosieren und fordert keinen starken Einsatz von Kraft. Sport in kalter Umgebung oder unter Stress ist grundsätzlich ungeeignet.

Dreimal Sport pro Woche sind ideal Ob die sportlichen Aktivitäten am Ende aber tatsächlich durch einen niedrigeren Blutdruck belohnt werden, darüber entscheidet hauptsächlich die Regelmäßigkeit. Optimal sind dreimal pro Woche. Zu Beginn sollten es 30, später 45 Minuten sein. Sport nur am Wochenende oder auch ein einmaliger ‹Aktiv-Urlaub› haben kaum Einfluss auf einen zu hohen Blutdruck. Nicht minder wichtig ist allerdings auch, dass der Sport Freude bereitet und nicht unter Zeitdruck stattfinden muss. Wer sich an diese Regeln hält, der bekommt sehr bald nicht nur das Gefühl, aktiv etwas für Herz und Kreislauf zu tun, er spart möglicherweise auch so manche Blutdrucktablette ein.

Die positiven Wirkungen von Ausdauersport

- Das ‹gute› HDL-Cholesterin steigt, das ‹schlechte› LDL-Cholesterin sinkt.
- Der Kohlenhydrat-Abbau wird optimiert.
- Die Fließeigenschaften des Blutes werden verbessert.
- Der Sauerstoffverbrauch des Herzmuskels sinkt.

Geeignete Sportarten bei Bluthochdruck:

- Walking, Nordic Walking, Joggen
- Radfahren
- Paddeln
- Golf
- Skilanglauf
- Fußball
- Handball
- Basketball
- Volleyball
- Radfahren

Ungeeignet bei Bluthochdruck sind dagegen:

- Gewichtheben
- Wettkampf-Rudern
- Kraftsport in der Leichtathletik (z. B. Kugelstoßen)
- Bodybuilding
- Hantel- und Expanderübungen
- Liegestütze
- Klimmzüge

So senken Sie Ihren Blutdruck mit sanften Methoden

Bluthochdruck macht anfangs nur selten Beschwerden und bleibt deshalb oft unbemerkt. Doch auf Dauer führt er zu lebensgefährlichen Veränderungen an Herz, Hirn, Augen und Nieren. Schlaganfälle und Herzinfarkte sind häufig die Folge von Bluthochdruck. Um Bluthochdruck zu behandeln, gibt es deshalb viele wirksame Medikamente. In vielen Fällen müssen diese Medikamente allerdings nicht sofort eingesetzt werden. Es gibt auch ‹sanfte› Methoden, um einen zu hohen Blutdruck wieder in seine Schranken zu weisen. Die gleichen Methoden helfen übrigens auch, den Bluthochdruck gar nicht erst entstehen zu lassen.

- *Abnehmen.* Fast zwei Drittel aller Bluthochdruckpatienten haben Übergewicht. Pauschal gesagt, aber durchaus realistisch ist: Mit jedem Kilo weniger nähert sich auch ein zu hoher Blutdruck wieder den gesunden Werten an.
- *Alkohol meiden.* Ein ‹Gläschen› gilt sogar als gesund, denn Alkohol steigert die Herzleistung. Das jedoch gilt wirklich nur für kleine Mengen, und die enden bei einem kleinen Bier oder einem Viertelliter Wein. Wenn Sie mehr trinken, dann treiben Sie damit Ihren Blutdruck in die Höhe.
- *Rauchen aufgeben.* Neben den vielen anderen, bereits gut bekannten Nachteilen kann die Inhalation von Tabakrauch auch den Blutdruck innerhalb von wenigen Minuten um einen Wert von 30 mm/Hg steigen lassen. Nichtrauchen tut deshalb auch dem Blutdruck gut.
- *Kochsalz meiden.* Die frühere medizinische Auffassung, dass Salz den Blutdruck in die Höhe treiben würde, ist heute ins Wanken geraten. Das letzte Wort ist aber noch nicht gesprochen, sodass Sie weiterhin von einem allzu häufigen Griff zum Salzstreuer lassen sollten.
- *Kalium ins Essen.* Kartoffeln, Gemüse, Obst und Vollkornprodukte enthalten viel Kalium. Dieser Mineralstoff kann Ihnen

helfen, einen zu hohen Blutdruck zu senken. Das gilt jedoch nur, solange auch Ihre Nieren gesund sind und im Zweifelsfall ein Zuviel an Kalium wieder ausscheiden können.

- *Sport machen.* Mit regelmäßigem Training, das heißt fünfmal pro Woche mindestens eine halbe Stunde, können Sie einen zu hohen Blutdruck regelrecht heruntertrainieren. Ideal dafür sind Wandern, Walking, Radfahren und Jogging. Kraftsport ist für Bluthochdruckpatienten absolut ungeeignet.
- *Entspannung.* Meditation, Biofeedback, autogenes Training, Tai Chi, Qi Gong oder Progressive Muskelentspannung – alle diese Entspannungstechniken können einen zu hohen Blutdruck senken, wenn Sie regelmäßig trainieren.
- *Abschalten.* Ihrem Herzen tun Sie mit pausenlosem Stress natürlich keinen Gefallen. Es schlägt schneller, und der Blutdruck steigt. Auf die Dauer führt dann Bluthochdruck durch den Stress – genau: zu noch mehr Bluthochdruck! Auch in der größten Hektik sollten Sie deshalb Zeit für kleine Pausen finden. Und nach einem anstrengenden Arbeitstag ist es durchaus erlaubt, wenn Sie Ihre Beine einmal für längere Zeit hochlegen.

77. Irgendwann ist jeder zu alt für Sport

Ja, das hört man mitunter tatsächlich. Dabei drängt sich die Frage auf: Ab wann ist man denn zu alt für Sport? Selbst wer erst im höheren Alter anfängt, sich sportlich zu betätigen, erreicht damit etwas Positives. Denn zwischen dem vierten und achten Lebensjahrzehnt sinkt auch ohne übermäßig viel Alkohol und Nikotin die Fähigkeit unseres Körpers, Sauerstoff aufzunehmen, pro Jahr um ein Prozent. Gleichzeitig sinkt dadurch natürlich die körperliche Leistungsfähigkeit. Und dem lässt sich schon mit leichtem Ausdauersport etwas entgegensetzen.

Sechs Monate Ausdauertraining kann 20 Jahre jünger machen So gleicht auch in höherem Alter ein halbes Jahr lockeres regelmäßiges Training die konditionellen Folgen einer langen Karriere als Sofakartoffel wieder aus. Gerade ältere Menschen, die viele Jahre nichts für ihre Fitness getan haben, profitieren von einem solchen Trainingsprogramm. So wurde beispielsweise in einer Studie eine Gruppe Mittfünfziger, die in den vorherigen 30 Jahren Sport konsequent aus dem Weg gegangen waren, in ein langsam aufbauendes Fitnessprogramm mit Joggen, Walken und Radfahren eingebunden. Sechs Monate später waren alle Teilnehmer so leistungsfähig wie 20 Jahre jüngere Personen. Natürlich waren alle Versuchspersonen vorher auf Herz und Nieren untersucht worden. Außerdem wurde die Belastung nur langsam gesteigert, sodass sich der Organismus optimal anpassen konnte. Das Leistungsvermögen stieg mit der Zeit automatisch.

Wer mindestens zwei Stunden Ausdauertraining pro Woche durchhält, stärkt dadurch aber nicht nur seine Fitness. Das Risiko, an Herz-Kreislauf-Störungen zu erkranken, sinkt ebenfalls. Sofern gleichzeitig noch das Rauchen aufgegeben wird, ist sogar ein fast biblisches Alter drin. Statistisch belegt ist nämlich, dass beispielsweise ein 45-jähriger Mann, der heute mit Ausdauersport beginnt und zudem die Finger von den Zigaretten lässt, knapp drei Lebensjahre gewinnt. Bei Frauen ist die Ausbeute an Lebenszeit sogar noch etwas größer. Außerdem ist Sport geeignet, um Dampf abzulassen und Stresshormone abzubauen.

Den Anfang macht die Frage nach dem Sporttyp Am besten ist deshalb, Sie finden zuerst heraus, welcher Sporttyp Sie sind – dann legen Sie los. Fragen Sie sich zuerst, was Ihnen wichtig ist: Wollen Sie Gesundheit und Fitness? Oder brauchen Sie vor allem viele Leute um sich herum? Vielleicht sind Sie auch ein Wettkampftyp? Steht für Sie Fitness auf Platz 1, bieten sich Ausdauertraining und Kräftigungsprogramme an. Ausdauertraining fördert die Durchblutung und die Sauerstoffzufuhr in Ihrem Körper. Versuchen Sie es zum Beispiel mit Joggen oder Walken, oder legen Sie sich für schlechtes Wetter ein modernes Standfahrrad fürs Wohnzimmer zu. Weitere Ausdauersportarten, die in Frage kommen, sind beispielsweise Schwimmen und Tanzen. Ein zusätzliches moderates Krafttraining, zum Beispiel in einem Fitnessstudio, sorgt für kräftige und geschmeidige Muskeln, die wiederum wichtig für eine gute Haltung und einen starken Rücken sind. Runden Sie Ihr Trainingsprogramm mit Dehnübungen ab, die verspannte Muskelgruppen lösen. So bleiben Sie beweglich. Und wenn Sie sich sportlich messen und dabei Schnelligkeit, Ausdauer, Koordination und Flexibilität trainieren wollen, dann kommt vielleicht eine Spielsportart wie Fußball oder Volleyball infrage.

Aus dem Verlagsprogramm

Gesundheit und Medizin

Michael Prang
Vegetarier leben länger
Die 101 größten Gesundheitsirrtümer
3. Auflage. 2011. 159 Seiten. Paperback
Beck'sche Reihe Band 1824

Hanno D. Schmidt
Gesund leben – eigentlich einfach
Was man beachten sollte, um gesund zu bleiben und sich vor vermeidbaren Krankheiten zu schützen
2007. 383 Seiten. Paperback
Beck'sche Reihe Band 1742

Otto Benkert
StressDepression
Warum macht Stress depressiv? Warum macht die Depression das Herz krank?
2009. 240 Seiten. Mit 8 Abbildungen, 20 Checklisten und 10 Aufgaben. Paperback
Beck'sche Reihe Band 1882

Paul U. Unschuld
Ware Gesundheit
Das Ende der klassischen Medizin
2., aktualisierte, um ein Nachwort erweiterte Auflage.
2011. 143 Seiten. Paperback
Beck'sche Reihe Band 1943

Winfried Papenfuß
Die Kraft der Selbstheilung
Wie wir Heilungsprozesse anstoßen und unterstützen können
240 Seiten mit 20 Abbildungen. Paperback
Beck'sche Reihe Band 6007

«101 Fragen» in der Beck'schen Reihe

Claus Leitzmann
Die 101 wichtigsten Fragen – Gesunde Ernährung
2010. 154 Seiten. Paperback
Beck'sche Reihe Band 7025

Thomas Junker
Die 101 wichtigsten Fragen – Evolution
160 Seiten mit 9 Abbildungen. Paperback
Beck'sche Reihe Band 7033

Petra Altmann
Die 101 wichtigsten Fragen – Orden und Klosterleben
Mit Antworten von Abtprimas Notker Wolf
2011. 143 Seiten mit 23 Abbildungen. Paperback
Beck'sche Reihe Band 7031

Asfa-Wossen Asserate
Die 101 wichtigsten Fragen und Antworten – Afrika
2010. 192 Seiten mit 10 Abbildungen
und Vignetten und einer Karte. Gebunden
Beck'sche Reihe Band 7023

Florian Coulmas, Judith Stalpers
Die 101 wichtigsten Fragen – Japan
2011. 160 Seiten mit 5 Abbildungen. Paperback
Beck'sche Reihe Band 7032

C.H.Beck München